乳酸菌生産物質があなたの免疫力を守る

夢を叶える腸内フローラ

腸内フローラマイスター
橘 美はる 著

農学博士
三沢 宏 監修

幻冬舎MC

乳酸菌生産物質があなたの免疫力を守る

夢を叶える
腸内フローラ

写真撮影　河村昌美

プロローグ

21世紀は感染症の時代と言われて久しいです。季節性の感染症も増える傾向にあると感じています。この戦いには自己の免疫力の向上が欠かせません。これからの時代を生き抜く知恵と勇気をこの本から得て頂く事ができたら幸いです。

２０２０年４月、59回目の誕生日を迎える事ができました。世にいうアラ還です。以前の私は60歳まで生きられるかなと思っている時期が長かったのです。

そんな私が今こうして毎日笑顔で皆さんとお会いできるのは腸内環境の改善にほかならないのです。毎日楽しく、皆さんとお話しできるのも私の体の中の腸内細菌達のおかげです。この感謝の気持ちと共に、この本を皆さんにお届けしたいと思います。

夢を叶える以前に希望の見えない日々

原因の分からない体調不良と精神の不安定さに悩まされて、そのつらい日々が40歳まで続きました。もちろん、そんな中では夢や希望も持てるはずもなく、その日その日をどうやって過ごすのか、その事のみで日々が過ぎ去って行ったのです。

人生を楽しむどころか、人生どん底の日々。病院をはじめ、そんな私を救ってくれる所はどこにもありませんでした。

まさか腸内環境が原因だったなんて……。

20代30代の私は１日動くと２日寝込むような日々を送っていた中、素晴らしい乳酸菌との出会いがその後の私の人生を劇的に変えたのです。

藁をもすがる思いで、乳酸菌で腸活をした私を待っていたのは、今までとは全く違

う景色でした。体がこんなに楽で、朝はお通じがスッキリあって、夜も眠れて、数か月経った頃にはまわりの人達から、どこで美容整形したのと聞かれるくらい見た目年齢も若くなっていたのです。

そして私は「腸内環境が乱れていただけだったんだ」、「とてもシンプルな原因だったんだ」と気付いたのです。この人間の生命の根源を握っているのが腸内環境なんだという事を１人でも多くの方に知って頂きたいと考えるようになりました。

腸在菌が私に教えてくれた事

劇的に体調が回復した私は、人の辛さに気が付くようになり同時に周りの人に対する感謝の気持ちも持てるようになったのです。今、生かされている事の素晴らしさ、今日も楽しく食事が摂れた事の快適さ、毎日お通じがある幸福感、それら全ては腸内にいる菌達が私に教えてくれた事です。腸内環境が整う前の私は日々の自分の事で手

一杯で人の事など考えられるわけもなく、ましてや感謝の気持ちを持つ事など到底難しい状態でした。

以前の私のような状況に陥っている方は沢山いると思います。そのような状態で夢や目標を持ちましょう、人生は楽しむべきものですよとお伝えしても届くわけがないのです。

腸在菌のバランスを育む事が人生を変える

腸内環境が整ってからの私は、全ての事に前向きになれました。

まず土台として自律神経のバランスも腸内環境なので、そこがしっかりと整っていないと夢や目標を持つ、そしてそれを叶える事も難しいのです。

あんなにマイナス思考だった私が腸内環境を整える事によってウソのように変われたのです。

別に自己啓発セミナーなどを聞いたわけでもなくコーチングを受けたわけでもありません。前向きになれたのは腸在菌達が自律神経のバランスを整えてくれたのだという事にハタと気が付きました。腸在菌達は私の最強のパートナー、応援団だったのです。

夢を叶える腸内フローラ（腸内細菌叢《そう》）

あの時、私が腸内環境の大切さに気が付かなかったら今の私はここには居ないと思います。奇跡のように乳酸菌生産物質と出会えた事が、今ではそれさえも必然の出会いだったと思えるのです。

「まだ生きなさい。そしてこの経験を多くの人に伝えなさい。それがあなたの貢献です」と腸在菌が教えてくれていると思えるのです。

人は菌によって生かされている。菌によって導かれている。その導かれている先に

貴方の夢や目標があるのです。多くの方々にこの本を手に取って頂き、貴方自身の本来の夢が叶う、叶えるんだという希望を持って頂けたら幸いです。

腸内フローラマイスター
NPO法人「生活習慣病と予防医学を考える会」理事
橘　美はる

【目次】

CHAPTER

2

カラダの不調は腸と直結している

CHAPTER

3

美はるの腸活ライフ

CHAPTER

4

夢を叶える乳酸菌生産物質

CHAPTER 5

証明されています!! 乳酸菌生産物質のパワー

CHAPTER

6

腸活体験談・乳酸菌生産物質に関するQ＆A

CHAPTER

1

「腸内フローラ」が人生を輝かせる

見た目年齢も腸内環境が決めていた

見た目の年齢ってどこで決まると思いますか？　同窓会へ行くと、全員同じ歳でもお若く見える方とそうではない方に分かれますよね。

まずは体型やお肌の調子、髪の毛、姿勢、表情、声、こんな所で皆さん印象の判断をされているのではないでしょうか？

これらの見た目の違いの多くは、腸内環境がカギを握っているのです。つまりあなたの見た目年齢は腸内環境のバランスが整っているかいないかで左右されているのです。

若さを保つのも腸ですね

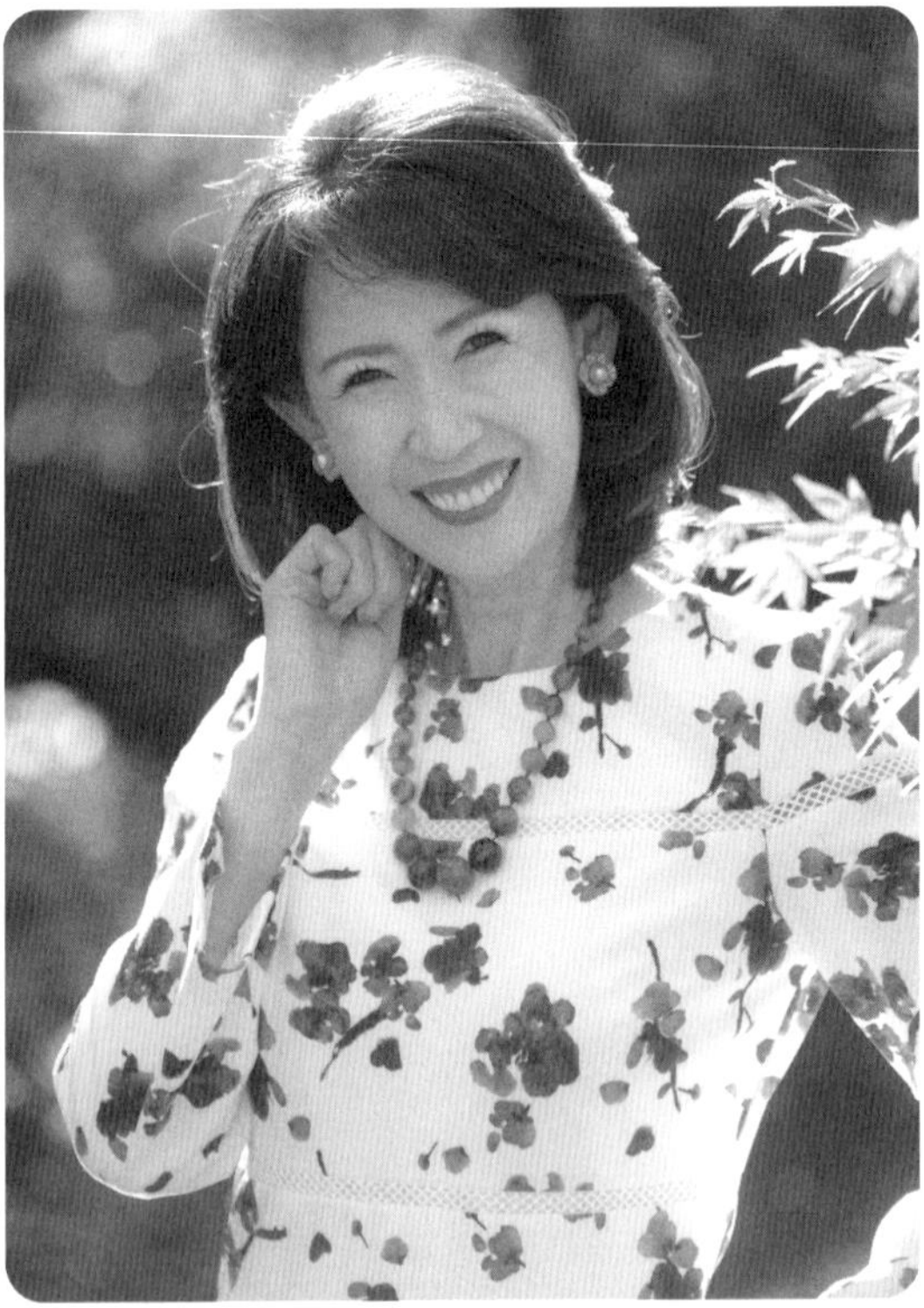

「腸内フローラ」のバランスとは？

皆さんご存じのように腸内細菌叢《そう》には、善玉菌・悪玉菌と健康状態によって働きが変わる日和見菌が生息しています。この3種類のバランスがとても重要です。

悪玉菌も常在していてゼロにするのは難しいのです。消化吸収の補助や免疫向上の働きがある善玉菌が優位に活躍できる腸内環境を保っていける事が重要です。

今、日本人の腸内環境における善玉菌の比率はとても少なくなってきていると言われています。

これではアレルギー、肌荒れ、糖尿、肥満、便秘、軟便などで体調不良を抱える方が増えても当たり前だと言えます。

腸内フローラのバランスは……

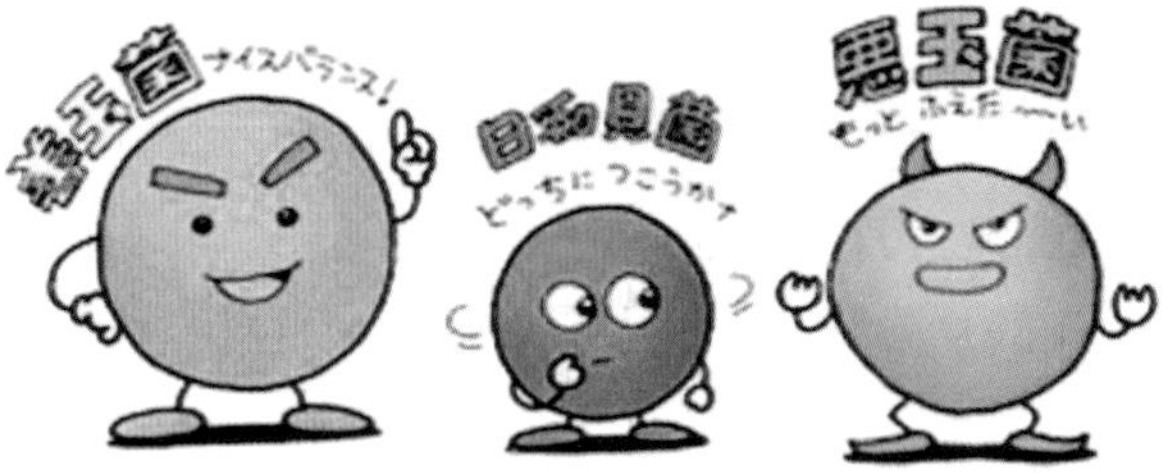

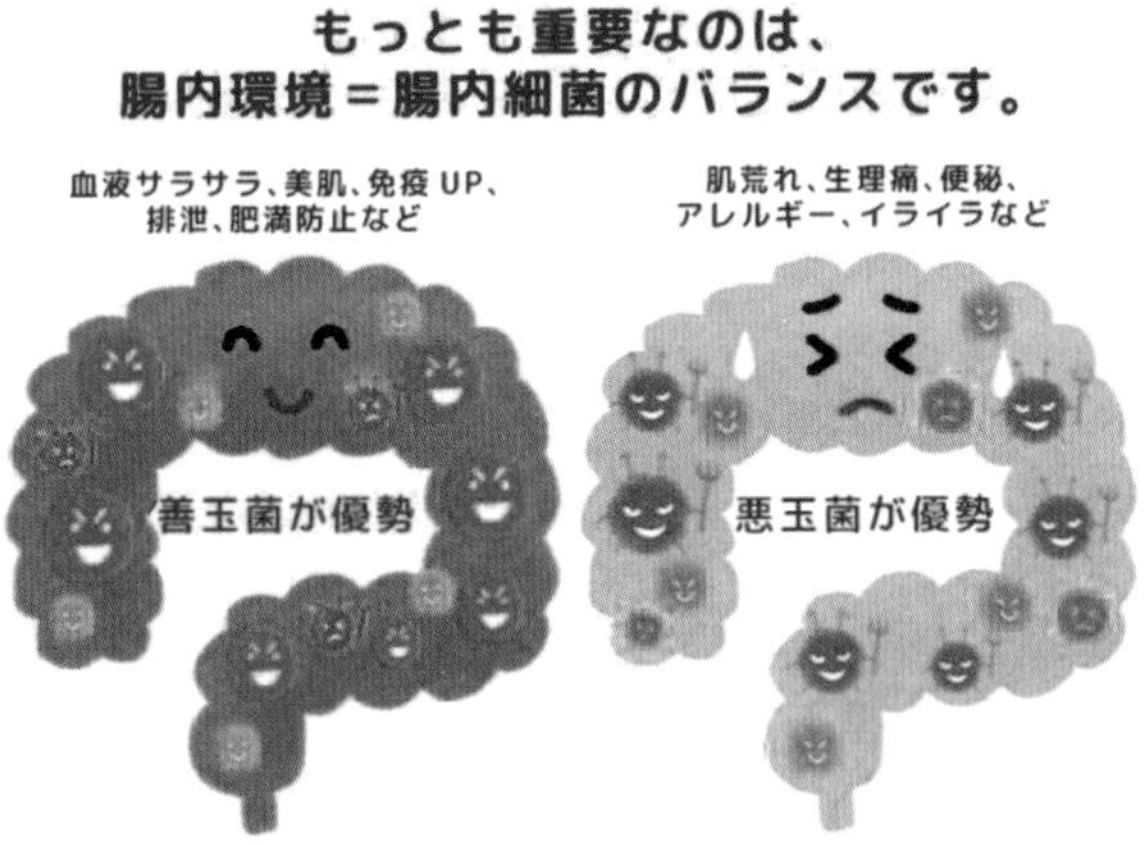

腸内フローラの役割

腸内フローラの役割は、実に多岐に渡っています。腸管から栄養の吸収を助ける、腸の免疫力を高めて感染を予防する。また生活習慣病やアレルギーの予防にも関係していることが明らかになってきています。究極は免疫力、腸には70％以上の免疫細胞が集中しており、病原菌の侵入を防いでいます。この免疫細胞を活性化しているのが腸内細菌です。これだけの幅広い役割を腸内環境は一手に担っているのです。しかし腸内フローラのバランスがくずれると恐ろしい事にこの機能を人は一気に失う事にもなりかねません。

生命の根源

腸

生命の根源

- 消化
- 吸収
- 合成
- 排泄
- 解毒
- 免疫
- 造血

免疫系・内分泌系・神経系の全てに関わっている

腸内環境を整える

精神のバランスも腸内環境だった

今、脳に対する司令塔も腸内環境ではないかと言われ始めています。なぜなら腸内環境によって神経伝達物質、ホルモンなどの分泌がコントロールされている事が分かってきたからです。

不思議な事に、人は腸内環境が整うとイライラが減り、精神的な許容範囲も広がり愛情も深くなる気がします。

確かに自律神経のバランスも腸内環境に影響されるので当たり前といえば当たり前なのかもしれません。

最近ちょっとした事でもイライラする、落ち込みが激しい、こんな気分になることが多いとしたら腸内環境のバランスが乱れているお知らせでしょう。

近年増え続けている発達障害や自閉症、パニック障害、うつ病なども腸内環境の悪化が起因していると言われ始めています。つまり心と腸は直結していると言っても過

言ではないのです。

脳と腸の関係

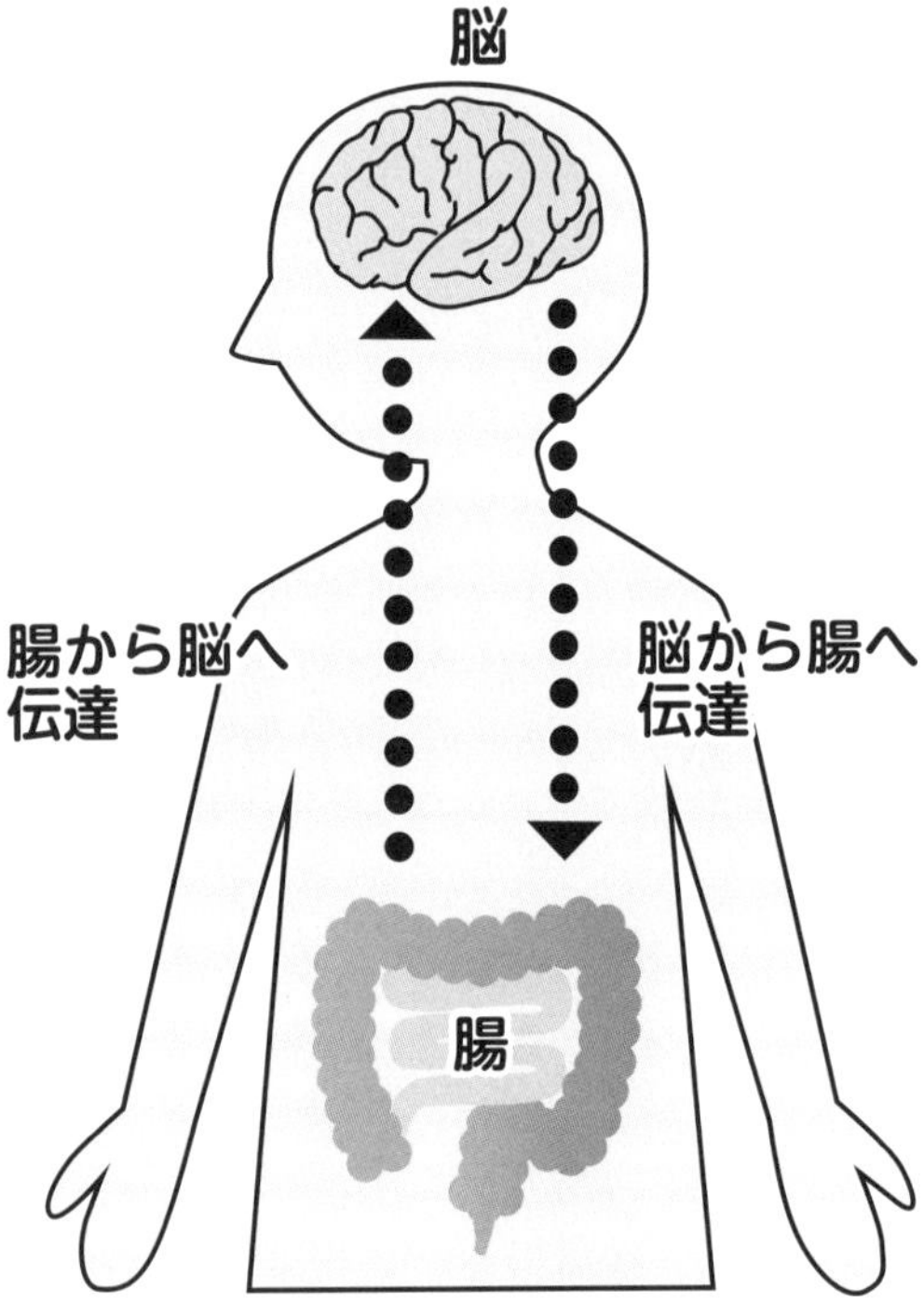

腸脳相関の可能性

人の精神のバランスも腸内環境が握っているとしたら腸内環境のバランスが乱れたまま人のは良い発想力、想像力、インスピレーション、さらには決断力も得ることは難しいでしょう。

つまりは夢や目標に向かって突き進む力も持つことは叶わないのではないでしょうか。腸がまねく体調不良を抱えたままの人に前向きに生きましょうといくら言っても、その意味さえも理解できないのです。

腸内環境がしっかり整っていると、人は豊かな発想力と決断力を得て自分の進むべき道に突き進むことができるのです。

単的に言うと腸内環境のリセットは精神のリセットにつながるのです。たとえ今、鬱のどん底にいる方でも改善の希望の光は腸内環境にあります。

たとえあなたがあきらめようとも腸在菌達は最後の一瞬まであきらめる事なく、あ

免疫を巡る腸と脳の相関関係

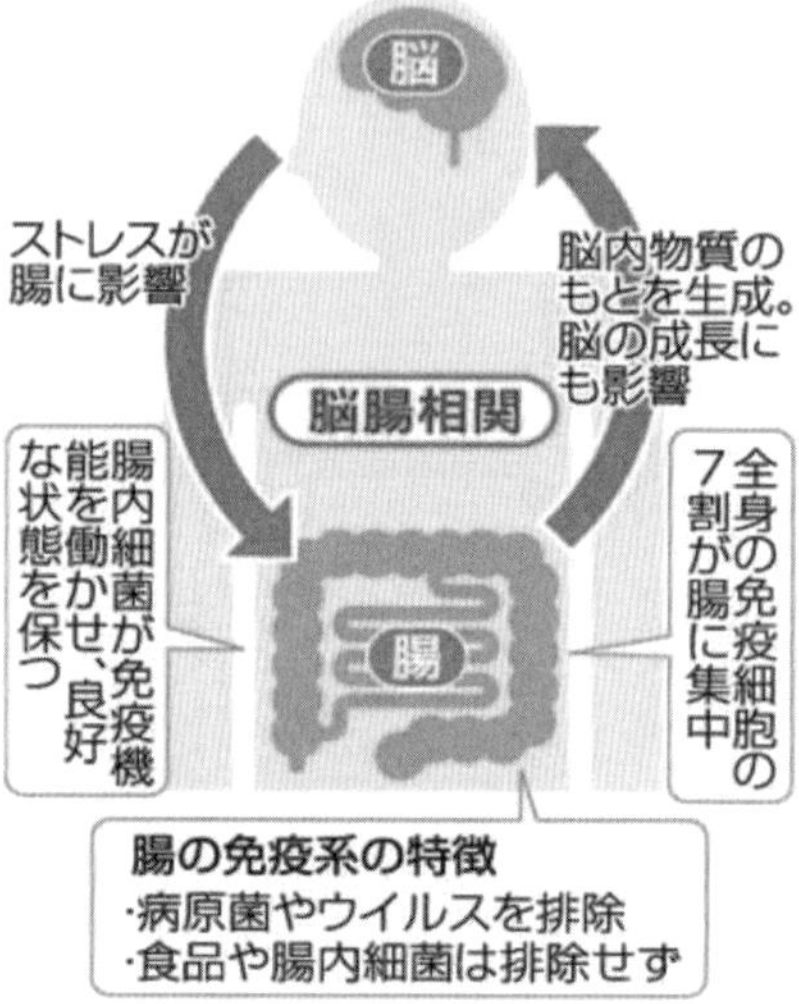

なたに必要な神経伝達物質、ホルモン、酵素、ビタミンなどを必死に供給し続けるのです。

　そして脳内で分泌される幸せホルモンの素を作り出し、脳に届ける事によってあなたの気持ちを前向きにさせます。このように腸在菌達は最後の一瞬まで、あきらめる事はありません。

　あなたは孤独な存在でもなく、一人ぼっちでもなく自分の体の中に共に生きる最強のパートナーを携えているのです。これがあなたの体の中の希望の光です。

母から受け継ぐ腸在菌

（姪が出産した時に産まれた子に私から贈った詩です）

生まれたばかりの命輝いて、母から受け継いだ
腸在菌と共にたくましく生きて行きなさい。
母からもらった、その乳酸菌達と笑い、泣き、喜び、
時に君が挫折を感じる事があっても
彼らは全力で君を応援し、守ってくれます。
その力を信じ、生きて行きなさい。
その力にあやかりなさい。
そして夢をつかむのです。
これが生まれたばかりの君へ送る

私からの応援歌です。

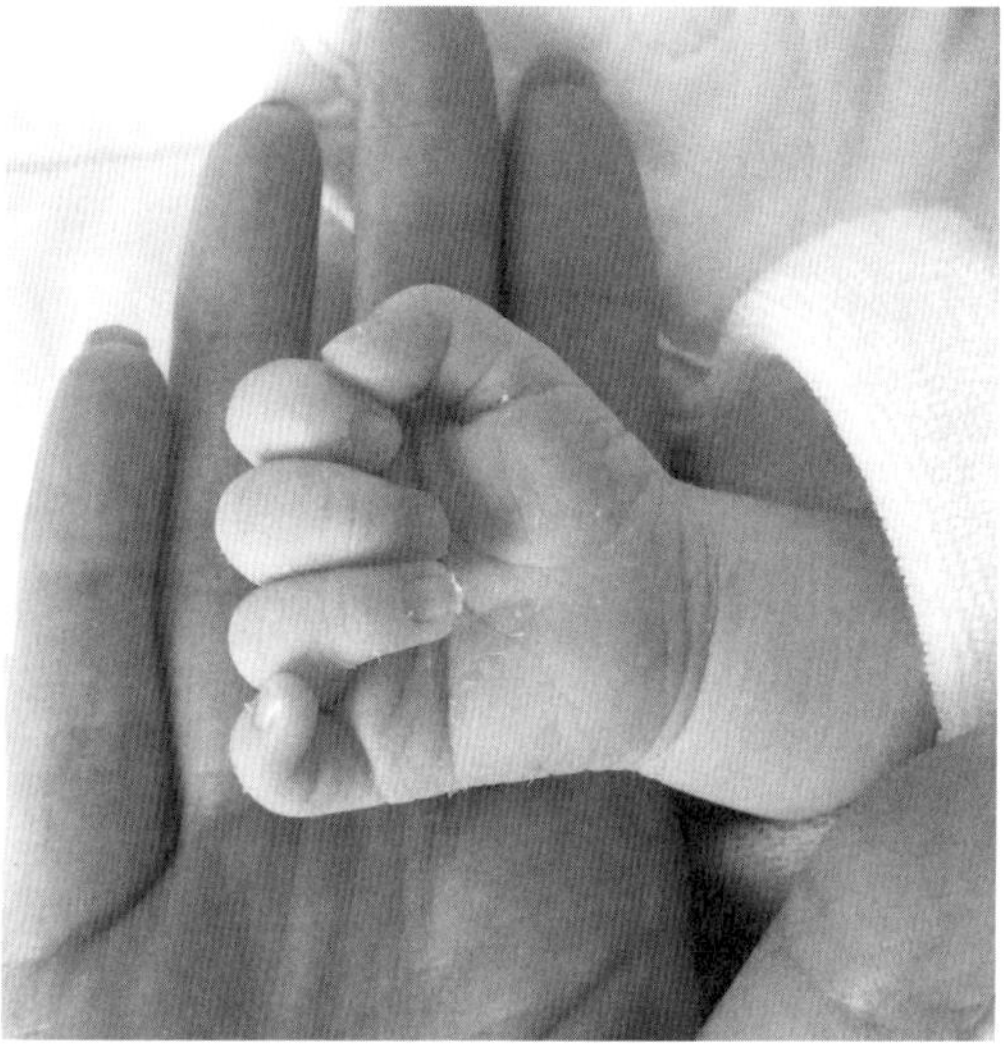

CHAPTER

2

カラダの不調は腸と直結している

今、あなたはこんな症状でお悩みではありませんか？

☑気分がすぐれない、だるい
☑便秘、軟便に悩んでいる
☑冷え性である
☑むくみ、肥満に悩んでいる
☑原因不明の慢性の偏頭痛がある
☑疲れやすい、体力がない
☑夜眠れない
☑年齢より老けて見られる
☑肌荒れ、シミ、シワに悩んでいる
☑すぐ風邪をひく

☑その他アレルギー、原因不明の諸症状がある

こういった事でお悩みの方がいらしたら、それは腸内環境からのイエローカードです。

レッドカードが出る前に対処する必要があるのです。原因がなく、ある日突然という事はありません。腸内環境からのお知らせがあるのです。

腸の不調から起こる病気

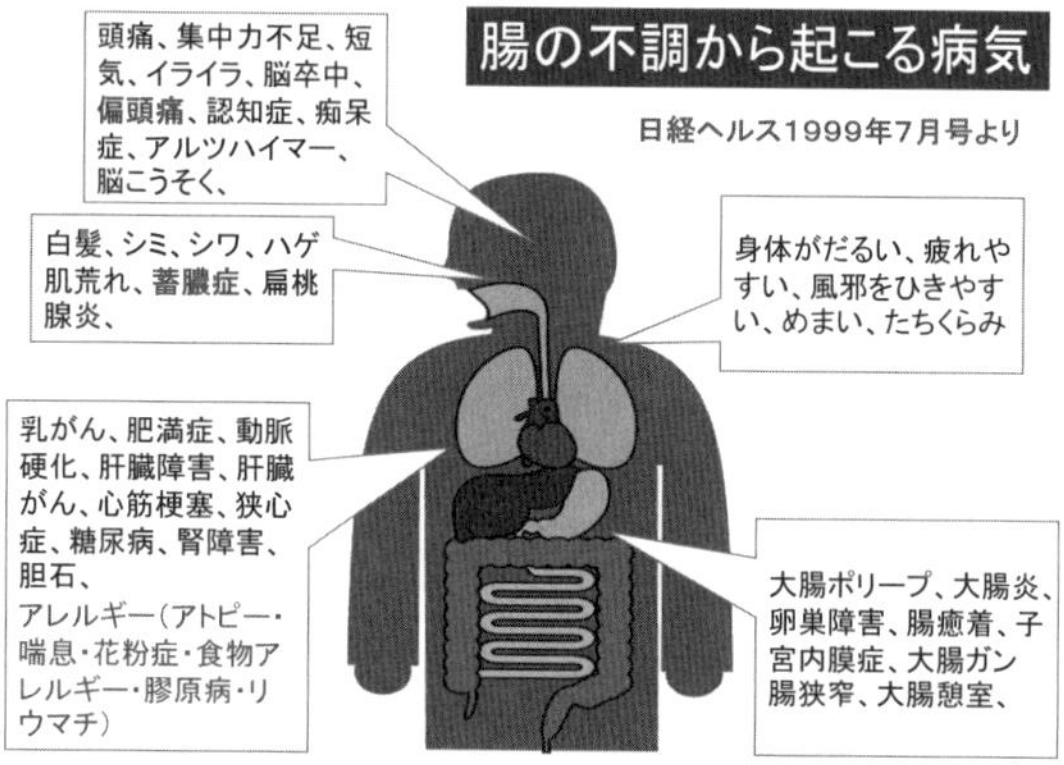

腸からのお便り

実は今、日本人の７割りが便秘症と言われています。私は毎日、お通じがあるから便秘ではないわと思われている方でも、排便の量としては足りてない方が多いのです。

１日３食食べるのであれば、２～３回お通じがないと腸の中に２～３キロの宿便を抱えている計算になると言われています。

さらに悪いことに今、下痢が続いて悩んでいる方が急速に増えています。

便というのは誰でもが簡単にできる健康チェックです。

満足に出ていない、水便で困る、便臭がキツイ、このような症状は腸内環境からの大きなお知らせだと思ってください。「腸内環境のバランスが乱れていますよ」というお便りです。

便は健康の便り！

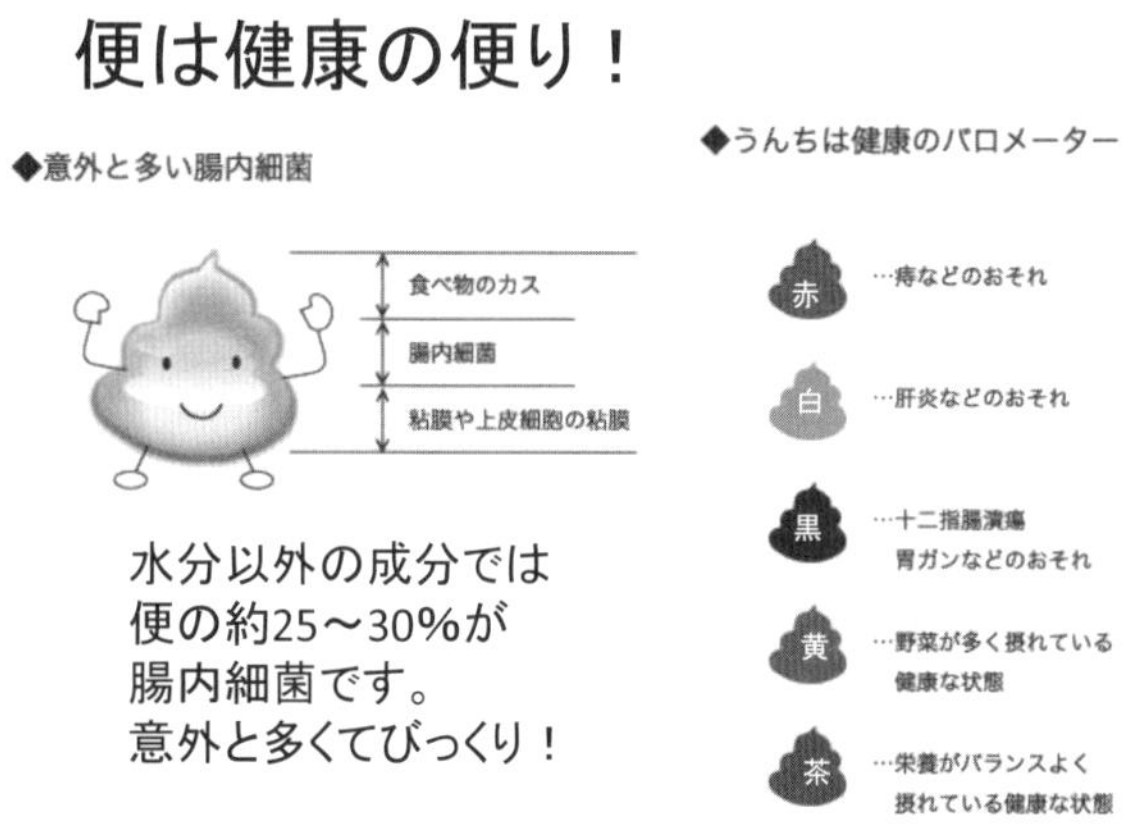
便は健康の便り！
◆意外と多い腸内細菌
食べ物のカス
腸内細菌
粘膜や上皮細胞の粘膜
水分以外の成分では
便の約25～30%が
腸内細菌です。
意外と多くてびっくり！
◆うんちは健康のバロメーター
赤
…痔などのおそれ
白
…肝炎などのおそれ
黒
…十二指腸潰瘍
胃ガンなどのおそれ
黄
…野菜が多く摂れている
健康な状態
茶
…栄養がバランスよく
摂れている健康な状態

あなたの腸はもれていませんか？

最近増えてきているのがリーキーガット症候群（腸もれ）です。健康な腸は小腸から血液に入り込んでは困る毒素や病原菌をブロックして排泄してくれています。

でも腸内環境が乱れて小腸内の絨毛突起が破壊されると、この機能が失われます。そしてブロックされなかった毒素などが体内に流れ込んで行きます。

この症状をリーキーガット症候群と呼んでいます。この主な原因の一つとして小麦粉に含まれるグルテンの併害があると言われているのをご存じでしょうか。

日本人の半数が腸もれを起こしているのではとも言われています。体調不良の原因がここにあるとも言えます。改善方法は「グルテンフリーと菌活」でご紹介します。

あなたの腸は
大丈夫ですか？

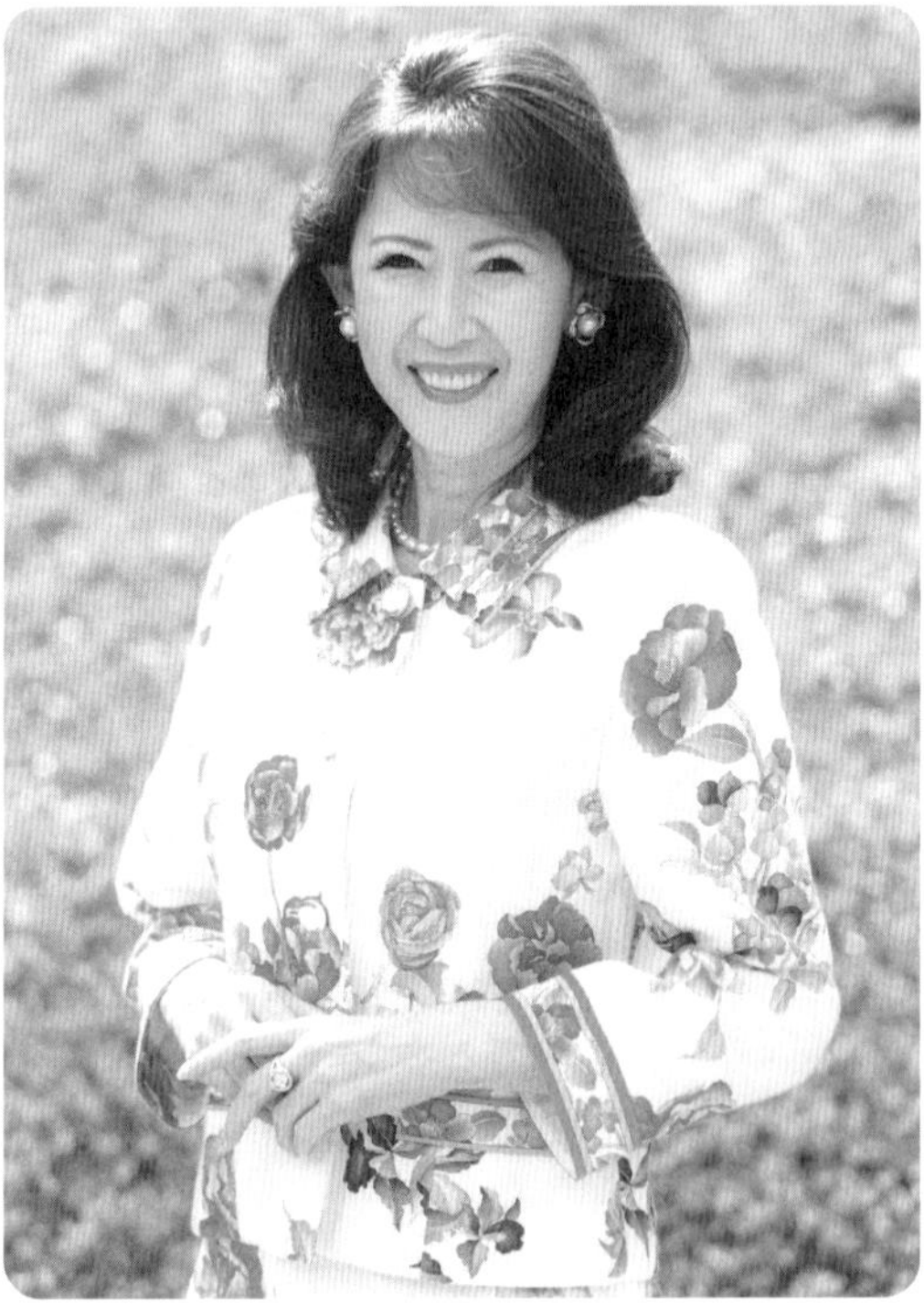

小腸のお困り事

近年、小腸の研究が盛んに進んできました。

そして注目されるのが、小腸内細菌増殖症です。これは、本来大腸に居るべき細菌が小腸にとどまり爆発的に増え体調不良を招くものとされます。

元々、小腸の役割は非常に重要で、免疫力の向上もその一つです。しかしその小腸の菌体のバランスが乱れる事によって前述のリーキーガット症候群の引き金にもなります。

原因としては、まず小腸の蠕動運動の低下、ストレス、発酵食品の摂り過ぎ、糖分の摂り過ぎなどが挙げられます。納豆などを食べてお腹の張る方や下痢や便秘をくり返す方は、注意が必要となります。

今の日本人にとっては、プレバイオティクス、プロバイオティクスも内容の細分化が必要でしょう。

小腸が困ると、体全体に影響が出てしまいます

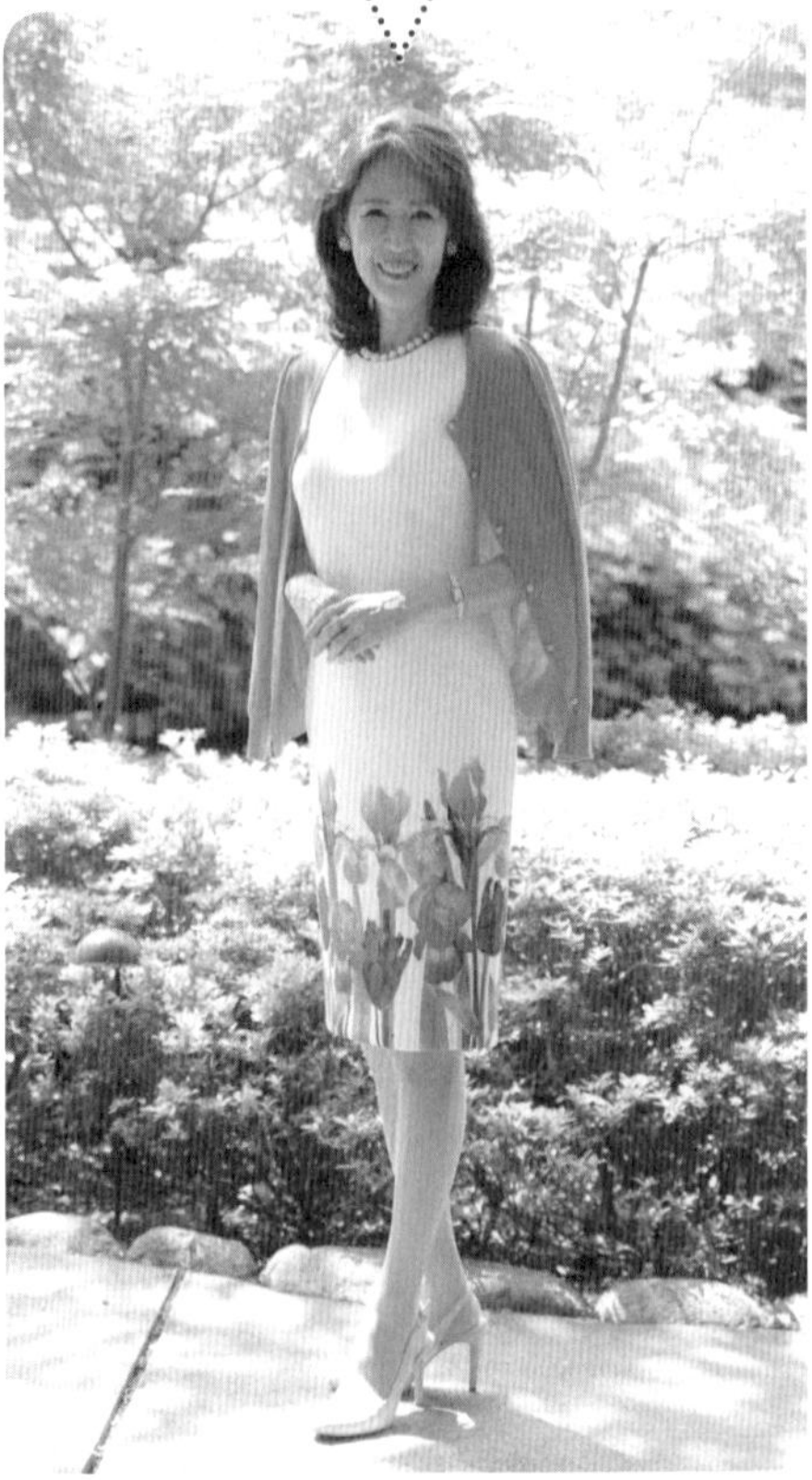

まずは、小腸内のバランスを保ち、蠕動運動を適切に行える小腸に機能を回復する必要があります。これから更に増えるであろうこの小腸のお困り事、皆さんの小腸は大丈夫でしょうか……。

「むくみ腸」まさか腸がむくむなんて……。

今、あなたの足がむくんで辛いと感じていたらそれも腸からのお知らせサインです。なぜなら、人は手や足や顔がむくむ前に腸がむくんでいると言われています。女性に多いむくみ腸の症状です。人は主に小腸から栄養と水分を吸収しています。先程、お話ししたようにリーキーガット症候群（腸もれ）などで小腸の繊毛突起が上手く機能していないと、せっかく口から入れた栄養素や水分も体内に吸収されづらくなっています。

体内に水分が吸収されづらくなると、自律神経の作用で今体内にある水分を体外へ排出しないような機能が働き出します。

これが体の「むくみの原因」の一つとなってしまうのです。

むくみ腸の写真

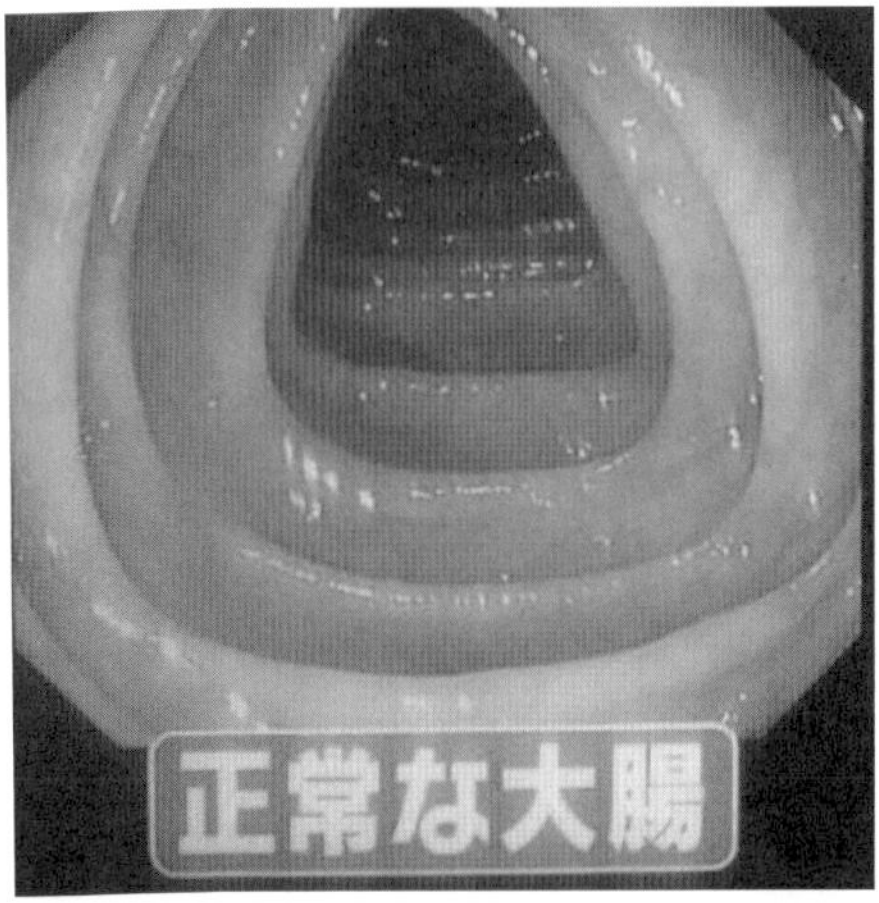

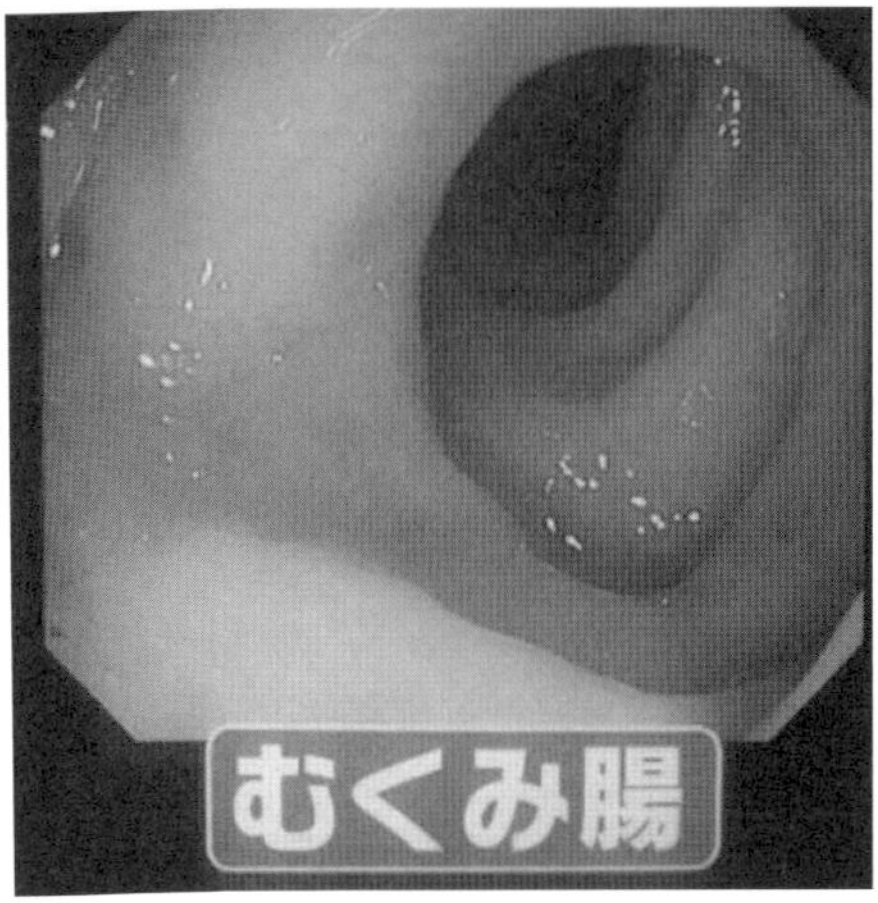

CHAPTER

3

美はるの腸活ライフ

はじめに

　私が腸活を始めて早19年になります。この間、腸内環境の研究も様々進み食育の情報も沢山出てきました。

　情報が溢れる中で、一つ明確に言えるのは、あなたが今日も口にするもの、あなたが今日送る24時間のライフスタイルが腸内細菌、特に善玉菌達を育むものなのか、そうでないのか、これが最大のポイントになるという事です。

　なぜなら人の健康と美の源は腸内環境にあるからです。この単純明快な視点に立つとライフスタイルもシンプルになるのです。では、ここからは、私の究極のシンプルライフをお伝えしましょう。

美はるの腸活ライフスタイル
ご参考にしてくださいね

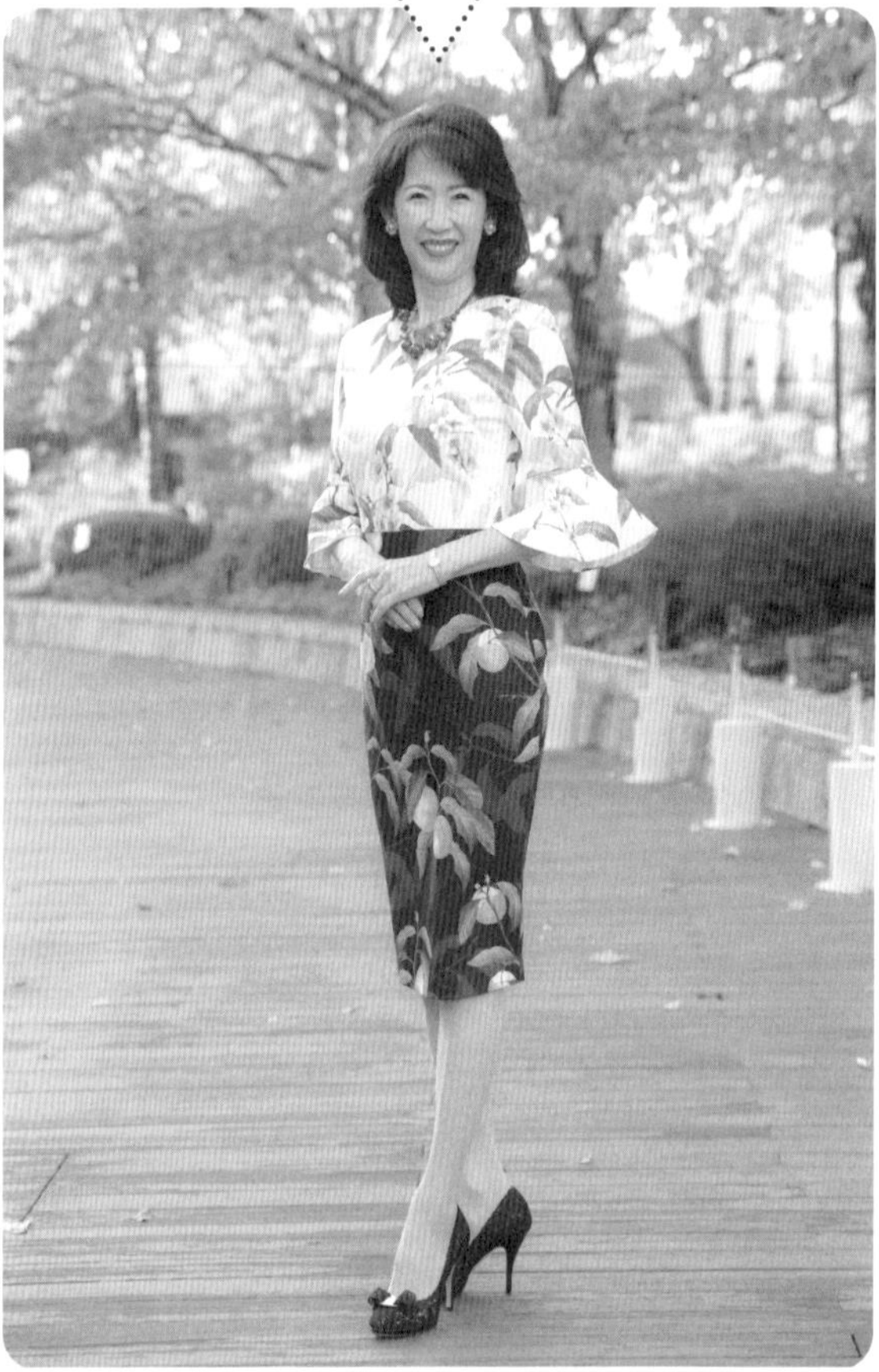

睡眠時間

私は、毎晩必ず7時間以上の睡眠を心掛けています。その理由の一つとして、腸内環境は皆さんが寝ている間、もっと言うと腸在菌は手が空いている時に整うと言われています。皆さんが眠っている間に善玉菌の乳酸菌達は細胞分裂を起こして数を増やします。私は腸内フローラのバランスを整えるのに一晩の睡眠時間を最低7時間必要だと考えています。

これが足りていないと腸内環境が乱れ、便秘、肌荒れ、頭痛、肥満、倦怠感などが起こってくるのです。足りていない睡眠は負債となってたまり、更なる体調不良の引き金となり得ます。私がよく言うのは「寝た者勝ち」だということ。眠れる森の美女はここから始まります。

あなたの健康寿命は睡眠時間にかかっています

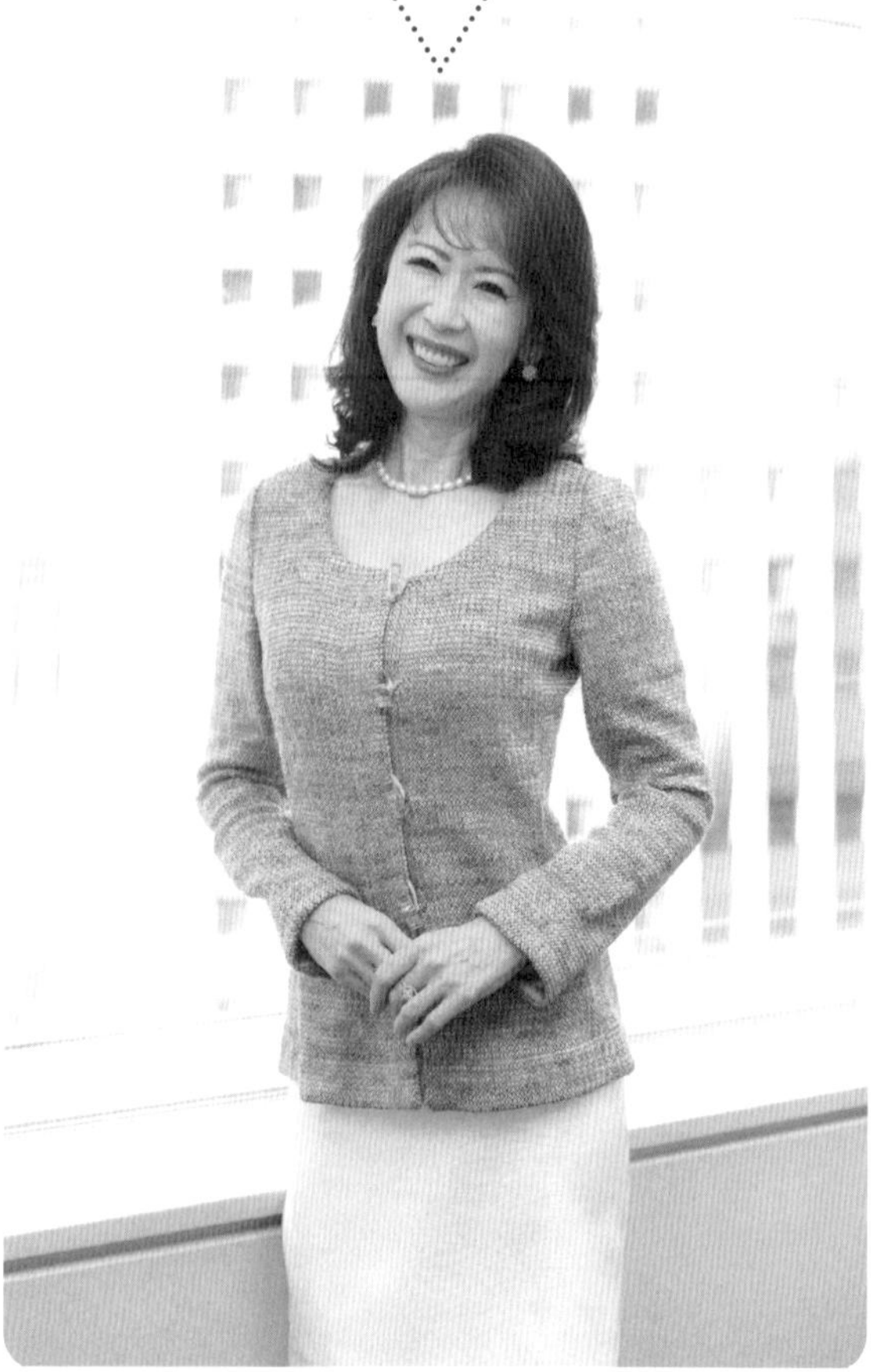

腸活食生活!!　お米

最も私が心掛けているのは米食。「美はるさんの好物は何ですか？」と聞かれた時にいつも答えるのは「おにぎり」と答えます。これにはきちんとした理由があります。よく炭水化物ダイエットと言って、お米を抜く人がいますが日本人の腸在菌から言って、論外です。

すでに日本人固有の腸在菌も発見されていて、その中に炭水化物を効率よく分解し、短鎖脂肪酸を作ることによって腸内環境を整える菌がいます。

日本人にとってお米は代謝の良い食物と言えます。勿論、適量を守って頂く事も大切です。そして、ご飯と一緒に食べる物としては、動物性タンパク質等の脂質の多い食品では無く、お味噌汁、お豆腐、糠漬け、きのこや海藻類を効率良く召し上がる事をおすすめします。

おにぎりは、究極のファストフードです

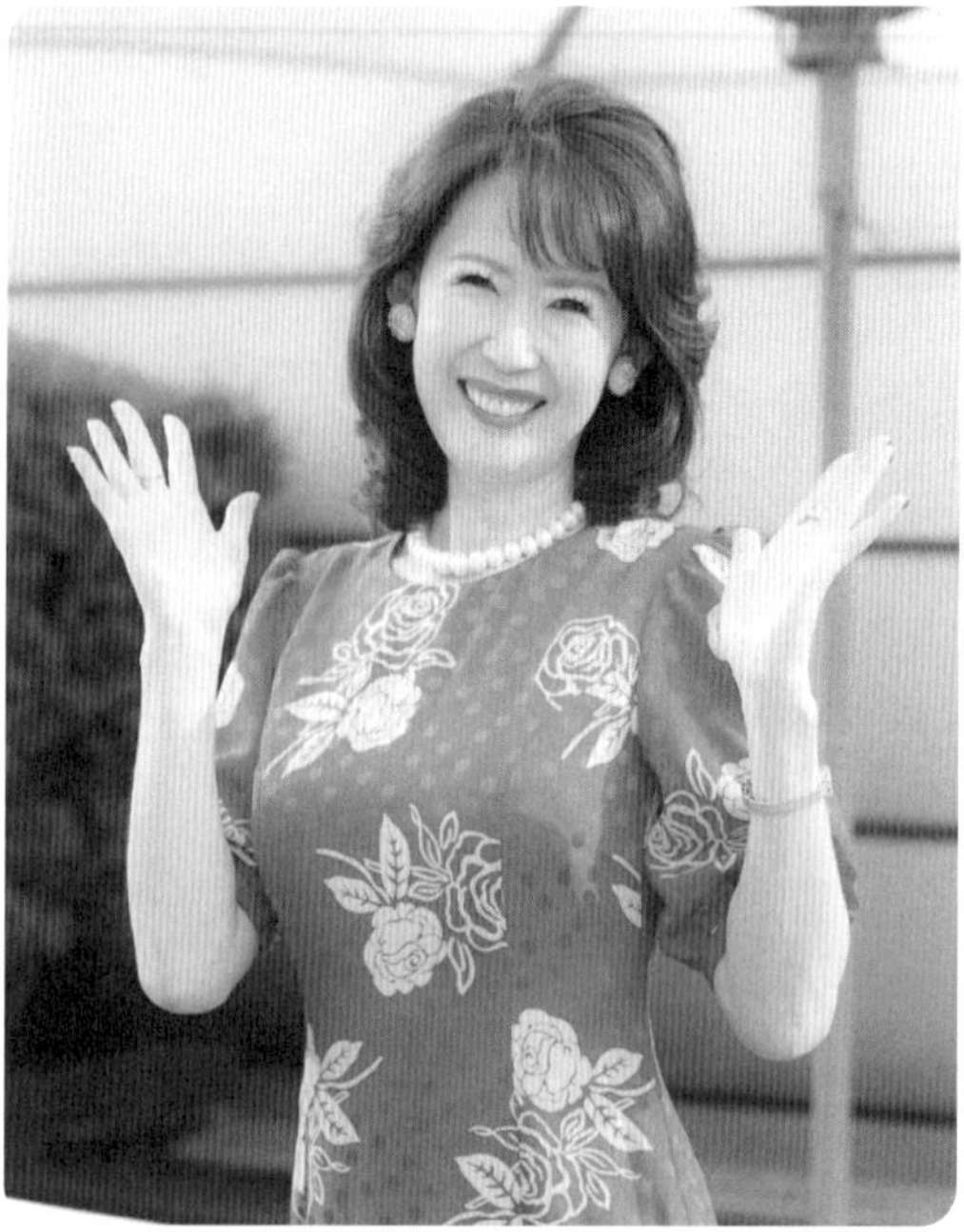

日本人に合った発酵食品

私は19年前から乳製品をおすすめしていませんし、私自身も19年間食べていません。それは生きた菌は私達の腸に届いて活躍しにくい事と日本人の腸内環境には、乳製品に含まれる乳糖が合わない方が多いからです（乳糖不耐症）。私も子供の頃、乳製品を食べるとよくお腹をこわしていました。

更には、小腸で吸収されづらい発酵食は小腸内で異常に細菌の増殖を起こしてしまう原因の一つとも言われているのです。

私達日本人にとって小腸で吸収されやすい発酵食品としてお味噌があります。朝一杯のお味噌汁が血流を良くし、体温を上げ、一日の活力となり得るのです。そして、おかずの一品として糠漬けもあれば、あなたの腸在菌も大喜びです。

日本の伝統食、お味噌は
発酵食品の王様です

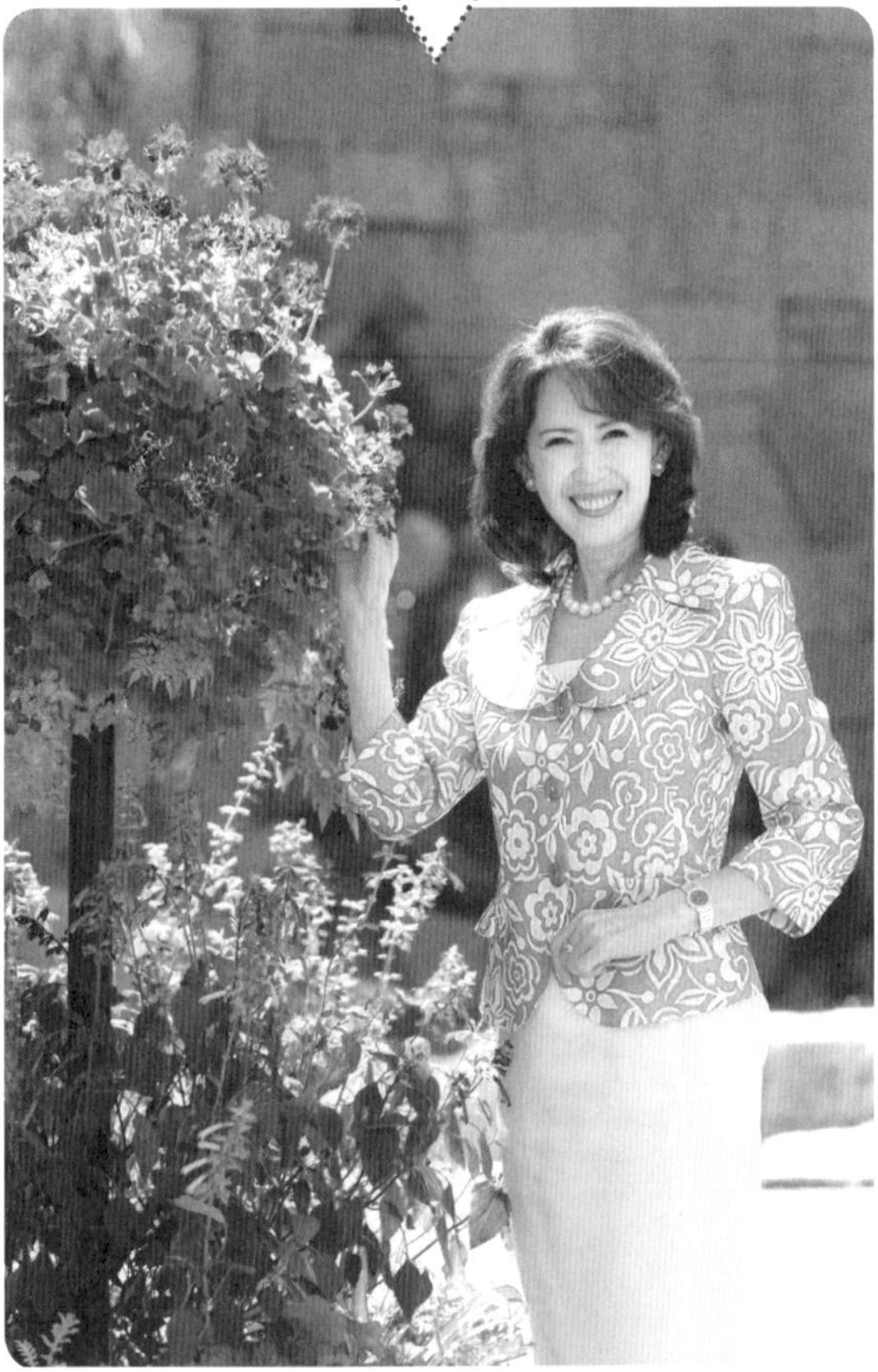

食物繊維って腸に良いの？（プレバイオティクス）

腸活に食物繊維は必要と良く耳にされると思います。ただ食物繊維にも2種類あり水溶性の食物繊維と不溶性の食物繊維とがあり、両方を併せ持つ食品もあります。できれば腸で溶ける水溶性の食物繊維を多く含む食べ物をおすすめします。腸で溶けない不溶性食物繊維を多く摂ると逆に便秘を起こしやすくなってしまうパターンもあるからです。

水溶性の食物繊維を含む食品としてはネバネバ野菜（おくら、長イモ）、キノコ、明日葉、イモ類、大根、キャベツなど、そして代表格として海藻類が挙げられます。わかめ、ひじき、こんぶなどです。

日本人固有の腸在菌として、こういった海藻類を効率良く代謝できる菌が発見されているので、これを食さない手はありません。

このように民族的にも腸在菌の種類は違うので、それに合った食生活が好ましいで

しょう。

海藻類は、日本人の腸内細菌にはピッタリです

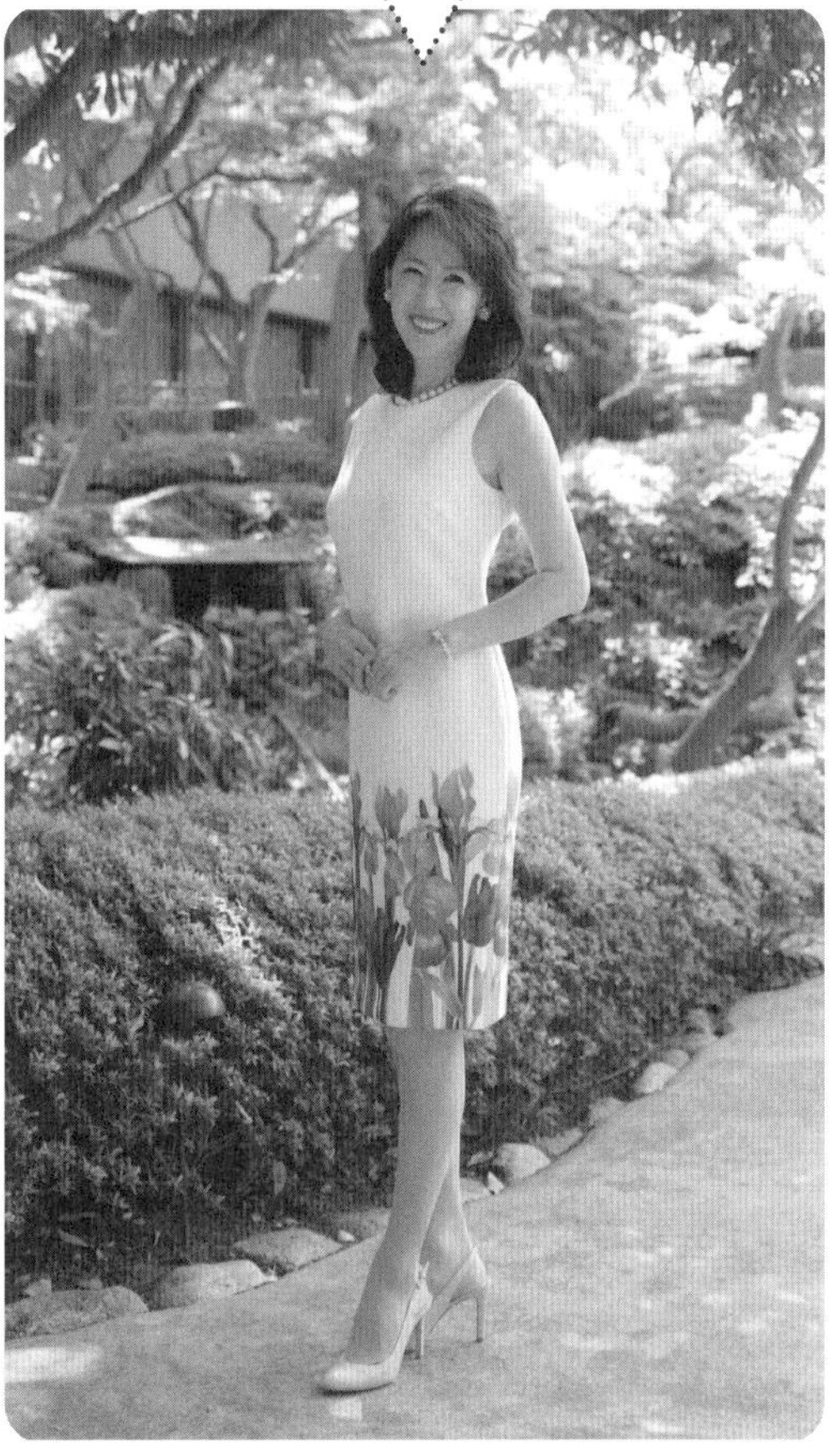

グルテンフリーと菌活

長年、腸内環境について講演などをさせて頂いている中で当初、腸内環境を整えるには動物性タンパク質の摂取量を減らす事が肝心とお伝えしてきました。でもそれだけでは追いつかない要因がある事に気が付いたのが約10年程前です。数千人に及ぶカウンセリングの中で行き着いたのが小麦粉でした。

便秘、軟便、アレルギーなどでお困りの方のほとんどの方が小麦粉を主食としていました。そして小麦粉に含まれる成分のグルテンが小腸の粘膜系に悪い影響をもたらすことが分かったのです。

つまり、先ほどお話ししたリーキーガット症候群の予防と改善の一つがグルテンフリーにあったのです。腸内環境を素早く整えたい方は、まず2週間小麦粉製品を抜いた食生活を試してください。

パンが大好きな女性が多いですが、今は米粉のパンもとても美味しいです。このグ

ルテンフリー食生活は、アスリートやスポーツ選手の間でも広がっています。

私も米粉パン大好きです

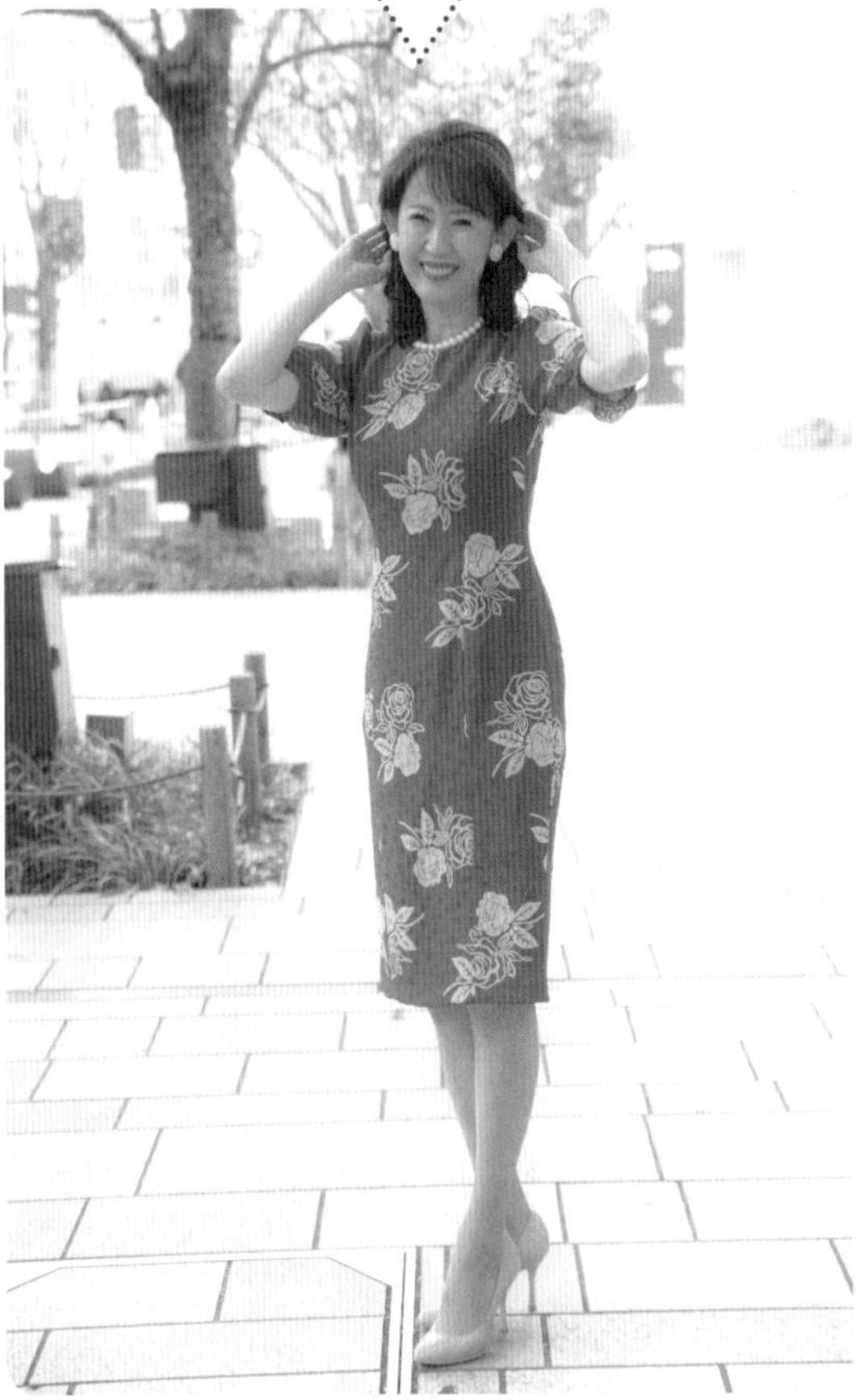

水分の摂り方

水分は食生活の中でもかなり大切です。しかし、良く言われる水分1日2リットルという量をいきなり飲んでも吸収されづらいのが日本人の腸内環境です。なぜなら、腸内環境のバランスが乱れていると大切な小腸から水分が吸収されづらい状態になっているのです。

腸内環境を整えながらでないと、吸収されなかった水分で腸はさらにむくみ、ぽっこりお腹は改善できないのです。体内のウォーターローディングを円滑に行う為にも小腸の環境を整える事がとても重要です。

私は体温より低い水分は摂らないように心掛けています。40℃ぐらいの白湯が一番腸内環境に優しいのです。「サユラー」のおすすめです。

夏の気温の高い時期でも、冷たい物ではなく、せめて常温のお水を飲む事をおすすめします。

水分吸収は主に小腸と、更に大腸でも行われています

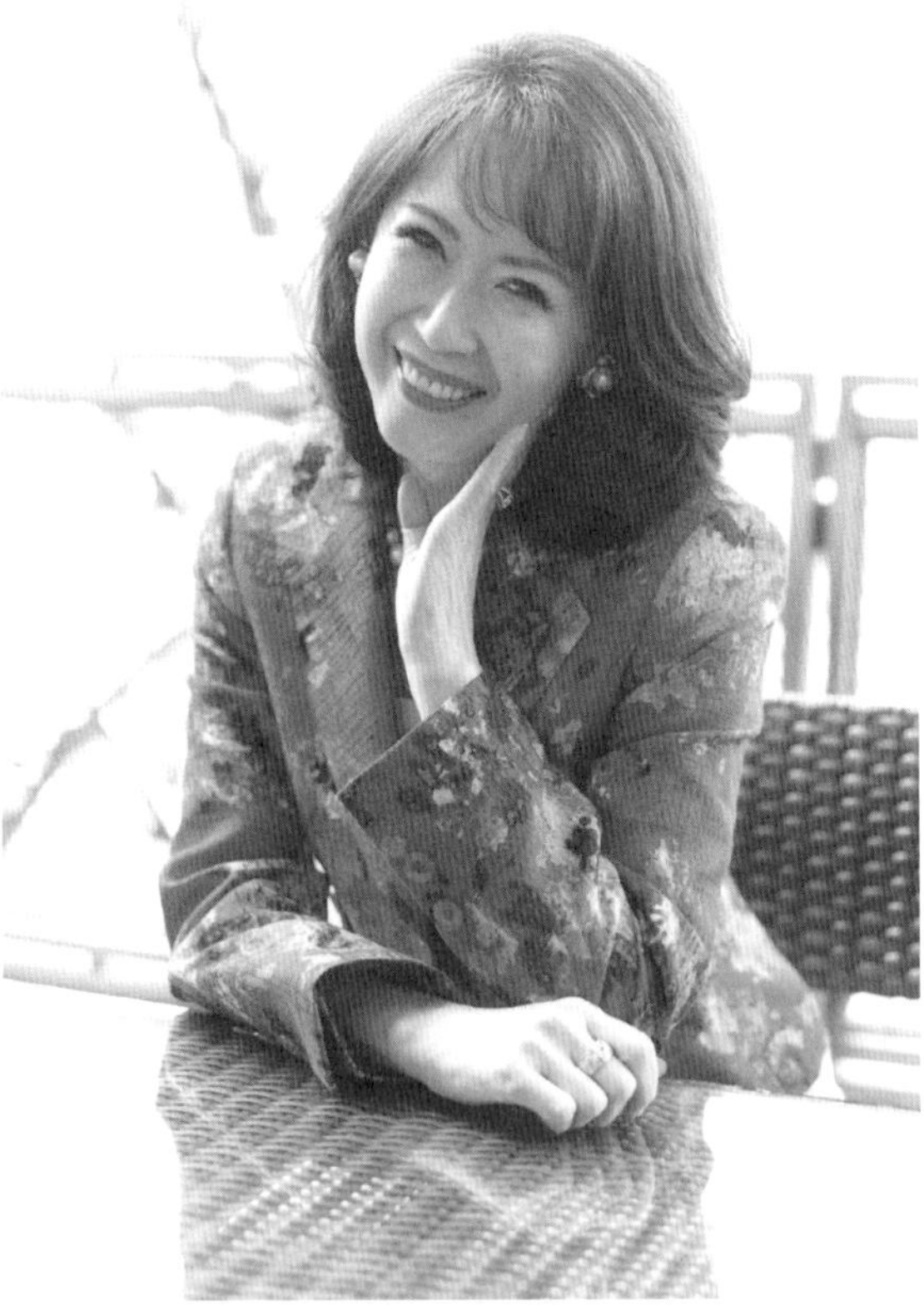

温活のススメ

体を冷やさないようにすることは、腸内細菌達にとって大切なことです。何故かと言うと腸内環境は腸在菌にとっての世界なので体温＋1度、即ち37・5℃必要とされています。

私も以前は、低体温症で苦しんでいました。でも不思議な事に乳酸菌生産物質を飲むようになって、徐々に体温が上がってきて、今は自分でもびっくりするくらい薄着でいられます。

腸内環境が整うとストレスが減り、それに伴い血流が良くなると体温も高く維持できます。寝たきりなどで運動ができない方にもおすすめの方法です。

そして家での私は、万全な体調を維持するために日常的に綿やシルクのハイソックスをはいています。さらに毎晩湯船に入る事を欠かせません。

食物の食性も、体温を上げる食性と下げる食性に分かれます。口から入れる物も大

切です。
温活を日常生活に取り入れる事は、健康美容を目指す方には欠かす事はできません。

体温は、腸内細菌達にとって
とても大切な条件です

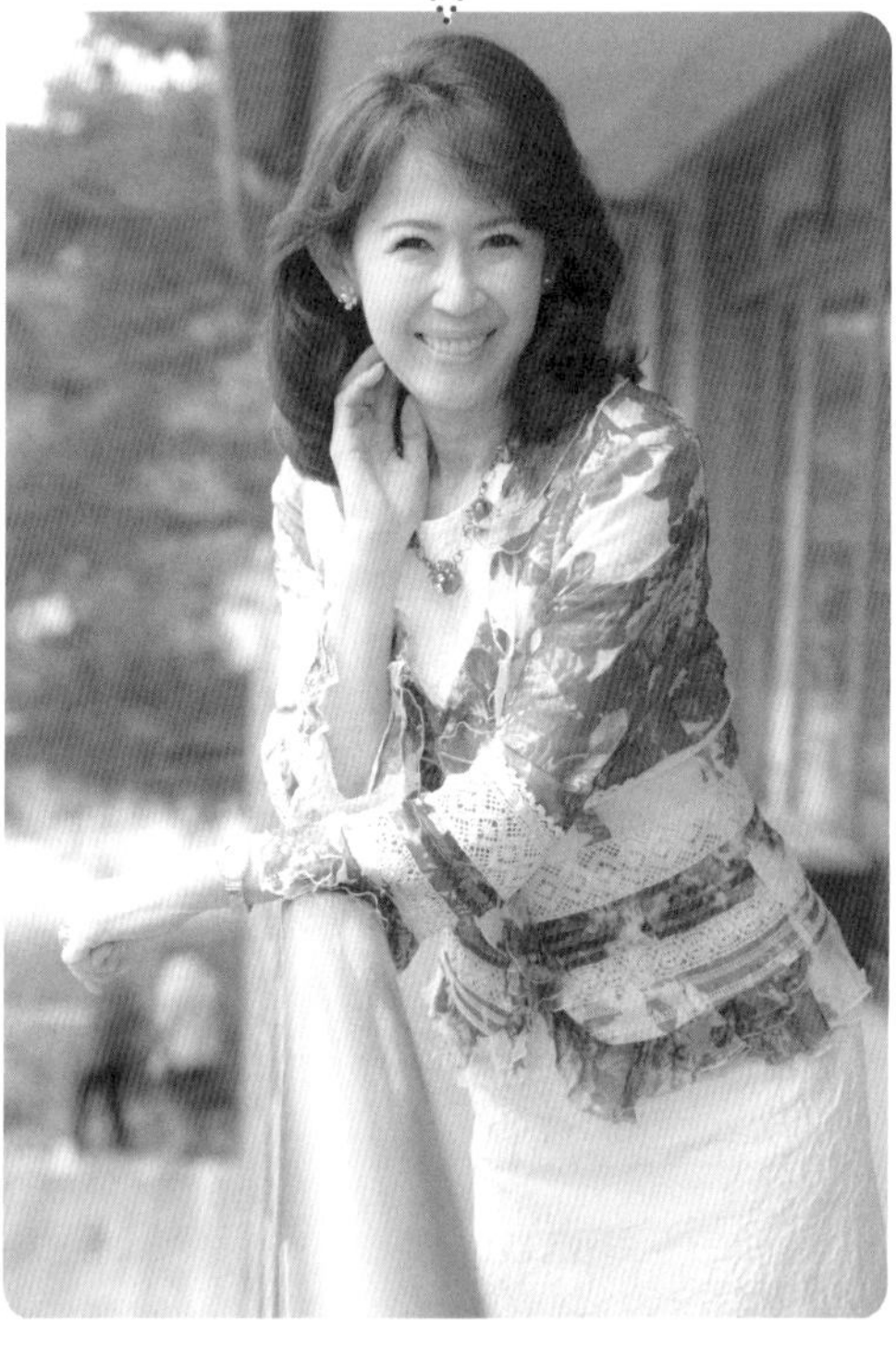

運動する？　しない？

良く運動は何をされているんですか？　と聞かれるのですが、運動らしい運動はしていません。人間の老化の二大要素は糖化と酸化です。

糖化は糖と、体内のタンパク質の結合で起こります。これは細胞が硬くなっていく状態をさします。

酸化は呼吸で取り込んだ酸素の２％位が悪玉活性酸素として体内に発生します。その活性酸素が脂肪や糖を酸化することによって老化が進みます。

また40歳を過ぎたら息の上がる激しい運動は控える方が老化の防止になります。おすすめはエアロビクスよりはヨガ。マラソンよりはウォーキングですね。

老化の原因と言われている糖化や酸化は、腸内にとっても大敵です。悪玉菌を増長させ、加齢と共に衰退しがちな腸内環境の老化を加速させます。

老化の2大要素は
糖化と酸化です

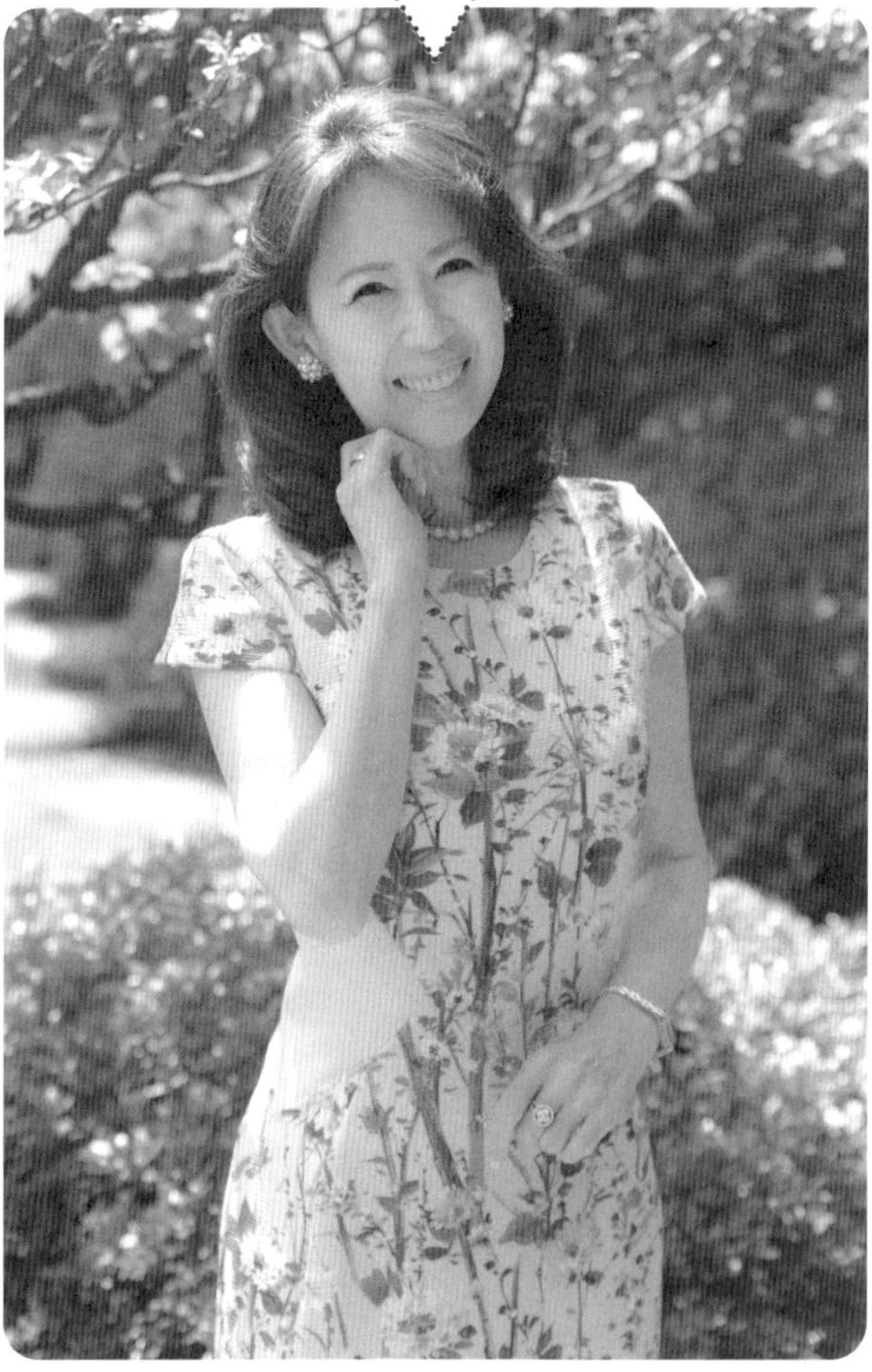

CHAPTER

4

夢を叶える
乳酸菌生産物質

腸内三種の神器

腸内フローラを活性化させる方法としては３つの考え方があります。１つ目は「プロバイオティックス」。これは発酵食品を摂る事によって腸内環境に働きかけるという考え方です。

２つ目はオリゴ糖や食物繊維を摂る事によって善玉菌を増やす「プレバイオティックス」という考え方です。

この両方を一緒に摂る事によってより相乗効果を得て腸内バランスを整える考え方があります。これを「シンバイオティックス」と呼びます。これらは日常的にコツコツと積み重ねる事が重要です。日々時間に追われ外食や簡単な食事で済ましがちな現代人にはなかなか難しい部分もあるかもしれません。

そこで救世主となるのが「バイオジェニックス」です。これは腸内活性素材として今、最も注目されています。バイオジェニックスの最大の利点は直接、体に作用する

バイオジェニックスの力

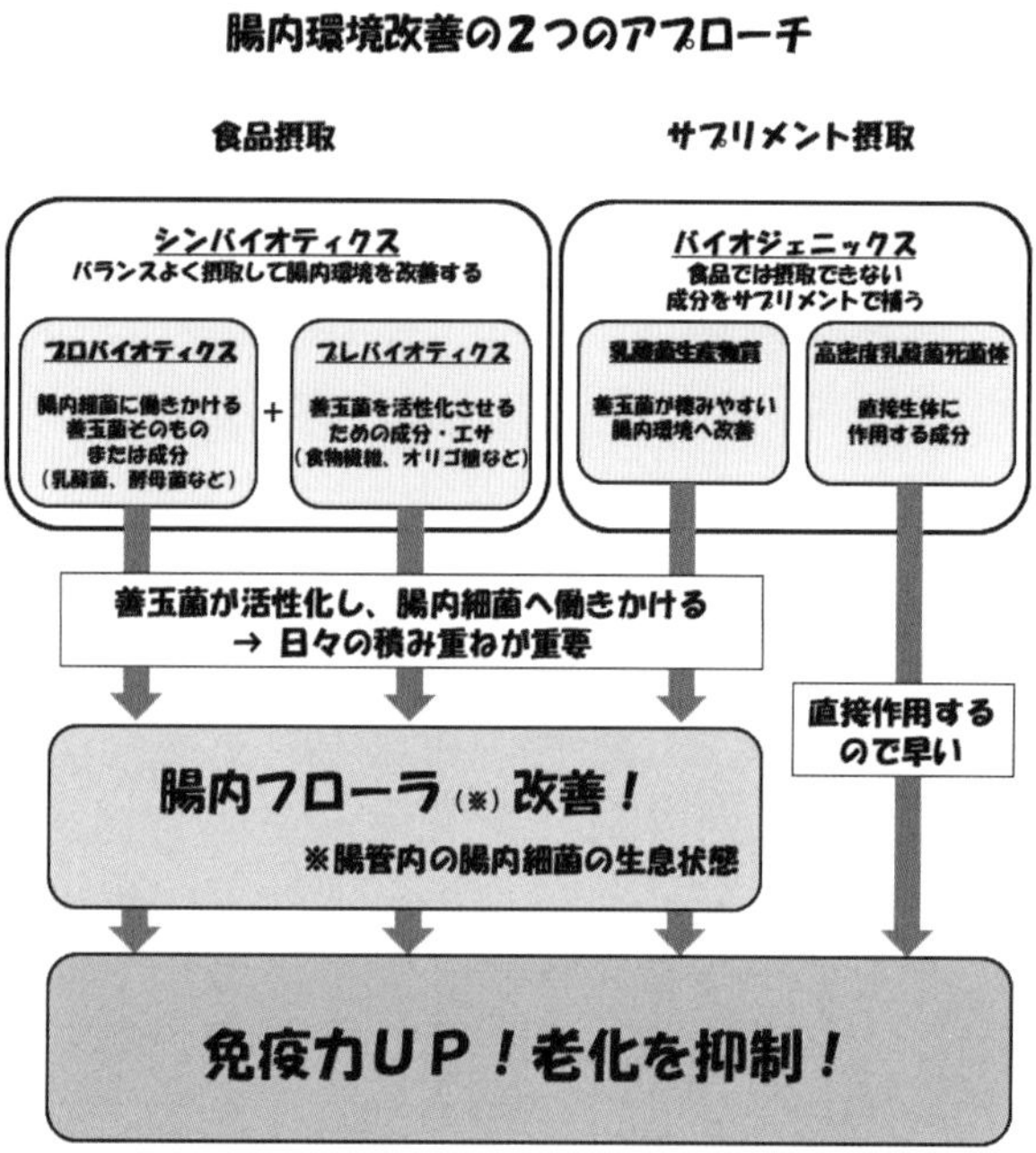

事です。プロバイオティックス、プレバイオティックスは段階を経て腸内フローラに働きかけます。つまり時間を要します。対して、バイオジェニックスは体に直接作用し腸内環境を整え、即効的に健康の維持増進に役立ちます。

腸活の最強パートナー、バイオジェニックス

バイオジェニックスの代表選手は「乳酸菌生産物質」です。乳酸菌生産物質は、本来私たちの腸の中で乳酸菌たちが作り出す成分ですが、これが現代人が不足していると考えられているので、それを直接腸に送り込みます。

乳酸菌やビフィズス菌は腸内で食べ物を分解する事によって、私たちの体に不可欠な成分を作り出してくれています。要は乳酸菌やビフィズス菌そのものが体にいいというだけではなく、これらの善玉菌が「作り出す物質」が健康に有益な働きをしてくれるという事です。乳酸菌生産物質は、豆乳を原料として十数種類の乳酸菌を共棲培養して「体の中」で行われている環境を人工的に作る事によって製造したバイオジェニックスです。

高密度乳酸菌生産物質とは、乳酸菌で大豆やブドウなどを発酵させた発酵物のこと。

この中には、有機酸、アミノ酸、ビタミン、ミネラル、ペプチド、酵素、菌体由来成分などなど、美容と健康に有効な成分がたっぷり含まれています。

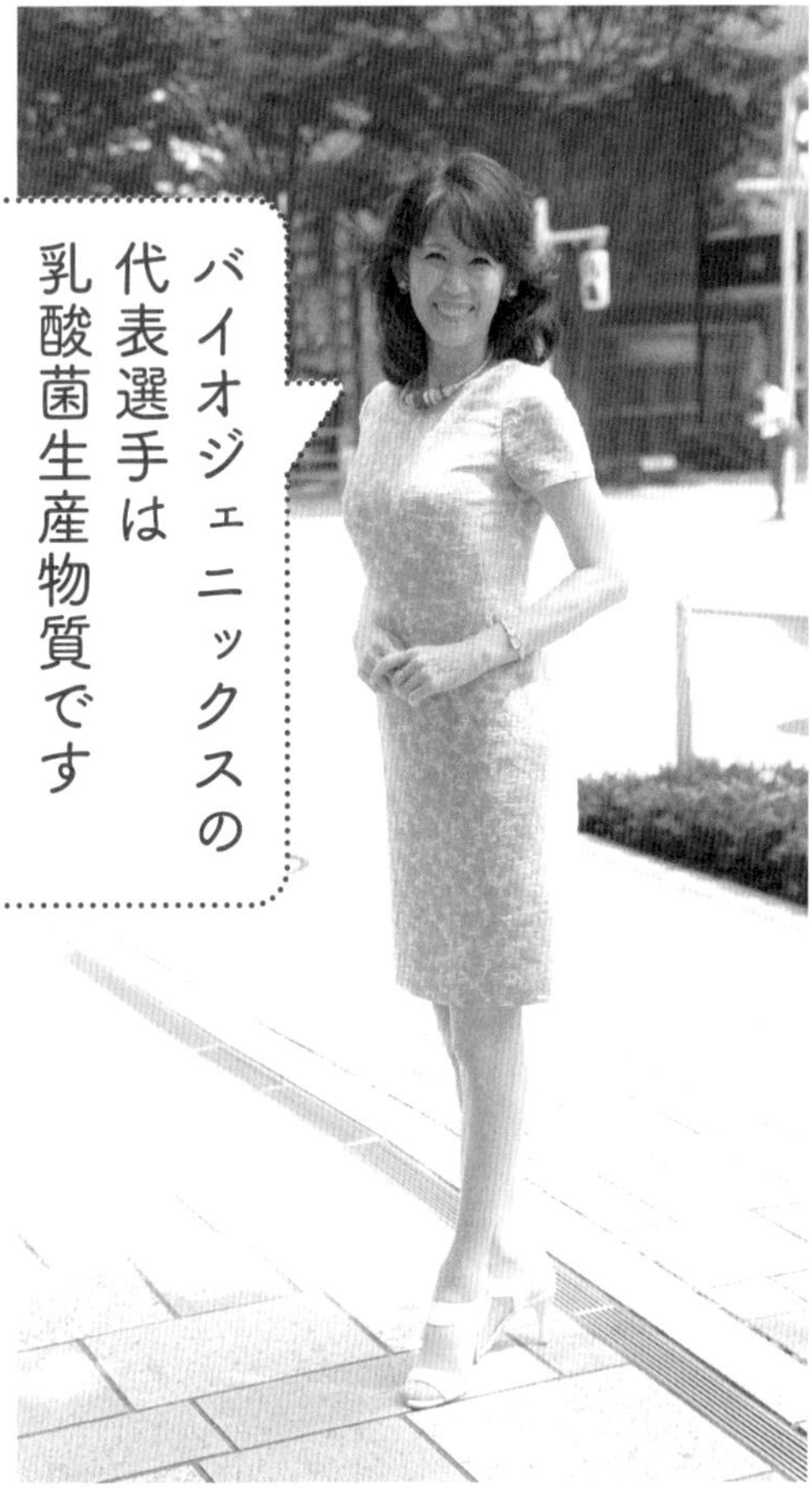

乳酸菌と乳酸菌生産物質との違いって何？

これはとても良く聞かれる質問です。「発酵食品を食べることで直接乳酸菌を摂取しても効果はないのですか？」との疑問が湧きますよね。

まず生きた乳酸菌は口から入って胃の強酸で死滅してしまいます。そして生きたまま腸にたどり着いたと仮定しても、そもそもすでに腸の中に居着いている在来菌達にとってはよそ者です。なので排除される運命にあります。乳酸菌生産物質は元々、死菌体（死んだ菌）で作られているので胃の強酸でも変化せず、直接腸に届き在来菌達のエサのような役目をして乳酸菌達の細胞分裂に強力に働きかけます。

これが腸の中で結果的に善玉菌が増えたという状態に至るわけです。乳酸菌生産物質の考え方は外部から菌を取り込むのではなく、すでに腸にいる菌達を増やす。この事なのです。

違いは大きいんです

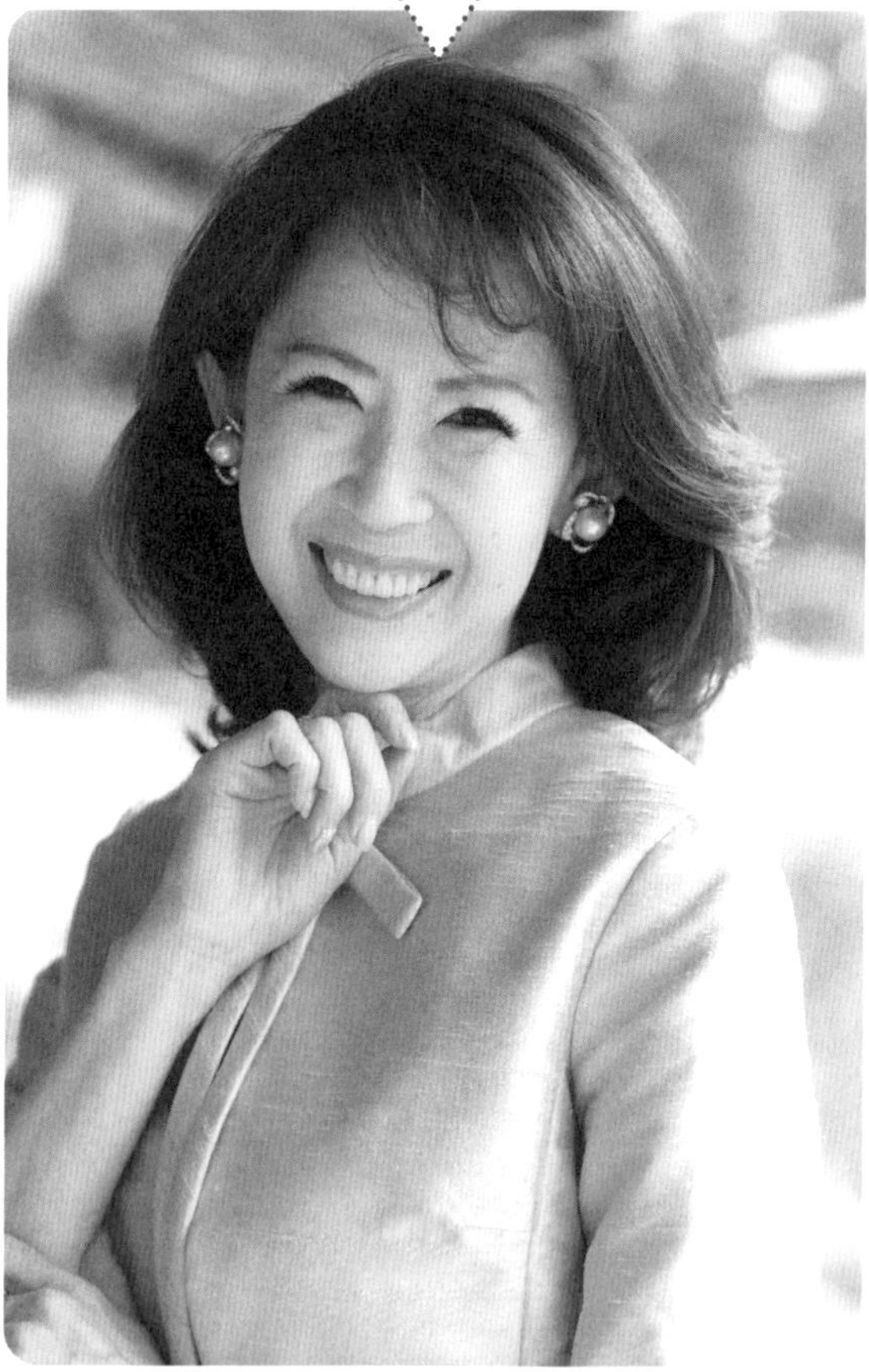

乳酸菌生産物質が含まれる食品は？

食品の中で乳酸菌生産物質が含まれる物もあります。それが発酵食品です。代表格は味噌です。味噌の中に含まれる乳酸菌が発酵を促進します。

この為、味噌の中にも少量の乳酸菌生産物質も含まれています。

ほかの発酵食品でぬか漬け、キムチ、チーズなどを食べる事で、ある程度の乳酸菌生産物質を摂る事ができます。

しかし乳酸菌生産物質本来、人の体内で作られる物なので、食品から効率良く摂るのは菌の密度的にも非常に難しいのです。やはりサプリメントの形で摂るのが現実的です。

乳酸菌生産物質はサプリメントで

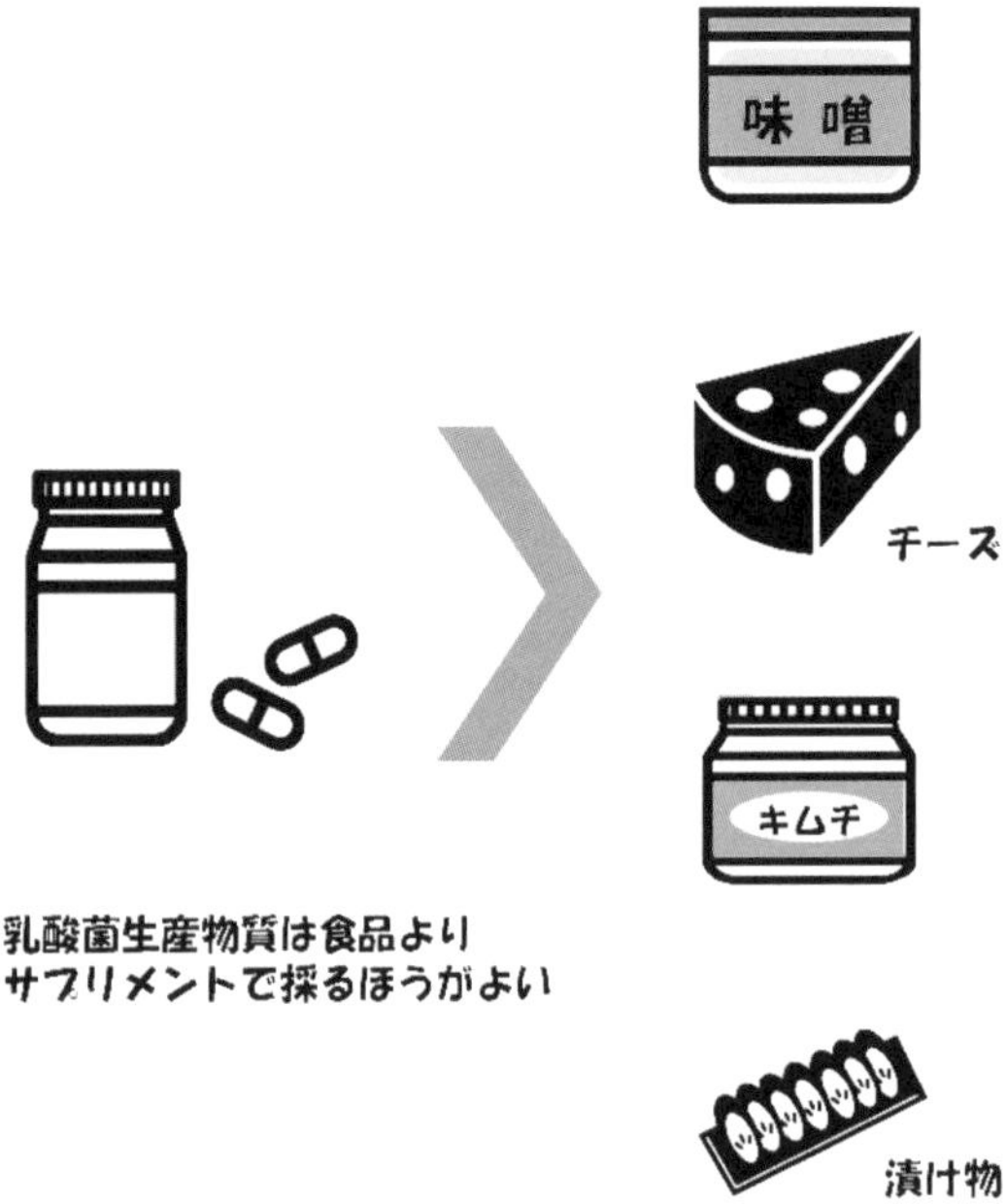

乳酸菌生産物質の素晴らしい有用性

乳酸菌生産物質の健康に対する効果は沢山のデータで証明されています。

腸内環境における乳酸菌生産物質の研究は日々続けられて、さらに多くのデータやエビデンスが見つかる事に期待が高まっています。

特に精神的なバランス、自律神経のバランス、腸と脳の相関関係の研究は今、最も盛んであると言われています。

近い将来、以前は想像ができなかったようなデータが取れるかもしれませんね。

大いに期待したいところです。

自律神経のバランスも
腸内環境がカギを
握っています

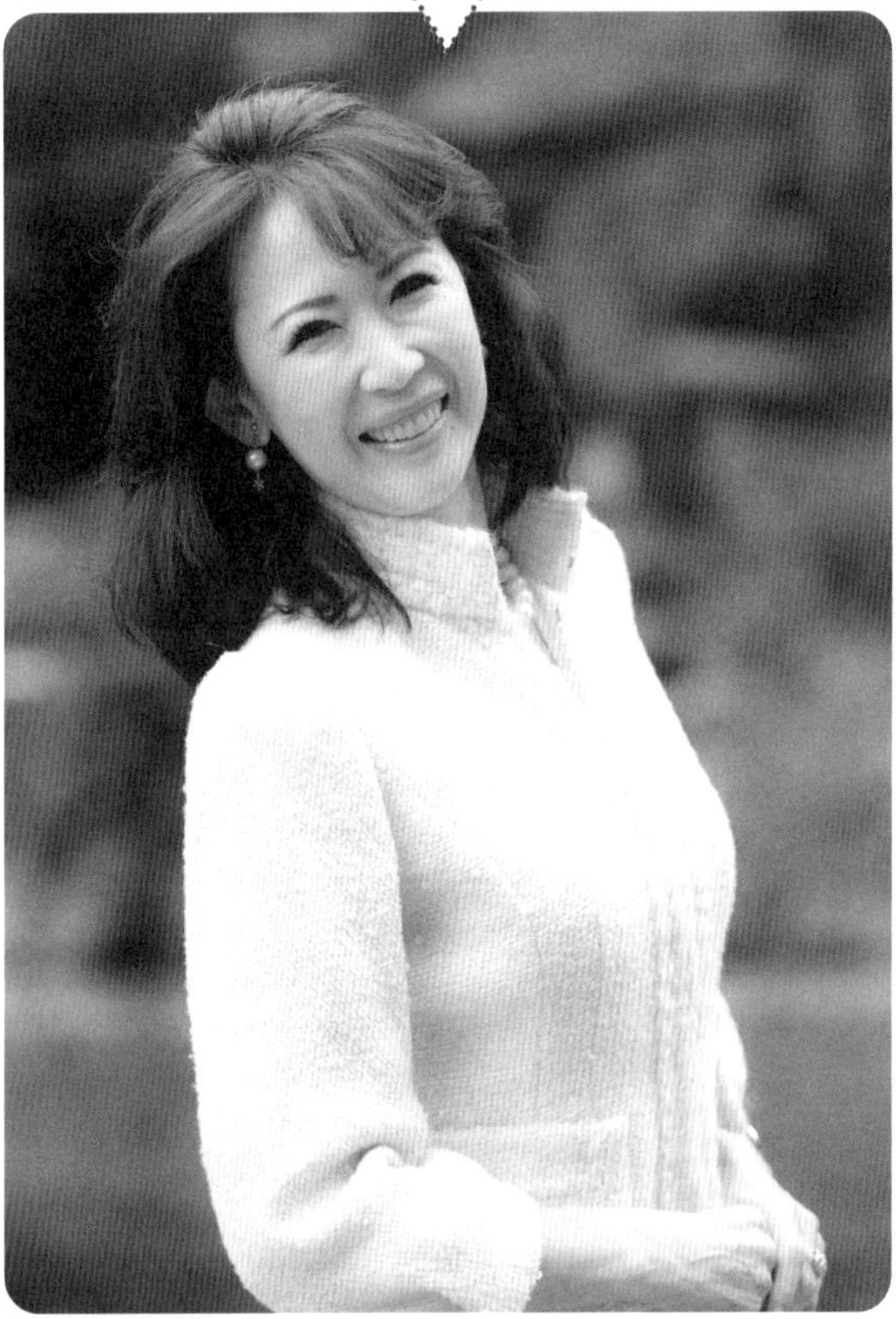

乳酸菌生産物質はパワーフード!!

乳酸菌生産物質には私たちの体に必要な成分が豊富に含まれています。それはアミノ酸、ビタミン、ミネラル、酵素、ペプチド、有機酸、菌体由来成分など、美容と健康に有効な成分が沢山含まれています。

本来これらの成分は腸の中の乳酸菌たちが作り出す物です。しかし足りていない方が多いので、これを直接補う事ができるのはうれしい事です。乳酸菌生産物質は高濃度なことも利点です。乳酸菌生産物質には1グラム当たり3兆個以上もの菌体成分が含まれています。これが圧倒的な健康増進効果を発揮してくれる理由でもあります。

たとえば、市販のヨーグルトには1グラムあたり、約1億個の乳酸菌が含まれていると言われます。

つまり乳酸菌の数だけ比較すると、乳酸菌生産物質はヨーグルトの30000倍の

高濃度になります。

つまり、たった1グラムの乳酸菌生産物質で、ヨーグルトの大パックの数十個分の乳酸菌が摂れてしまうというわけです。

乳酸菌生産物質ができるまで！

乳酸菌生産物質は大豆やブドウ種皮など植物を培地として作られます。
ここでは大豆を使った場合の作り方を見ていきましょう。

①まず大豆を砕いて煮込み、豆乳を作ります。
②12種類の乳酸菌と4種類の酵母菌を豆乳に入れて共棲培養していきます。
③一カ月ほど発酵を継続します。
④③をろ過してできる物が、乳酸菌生産エキスです。

発酵物をそのまま凍結乾燥して粉状にした物、または精製した液体の物が乳酸菌生産物質です。

乳酸菌生産エキスおよび物質の製造方法

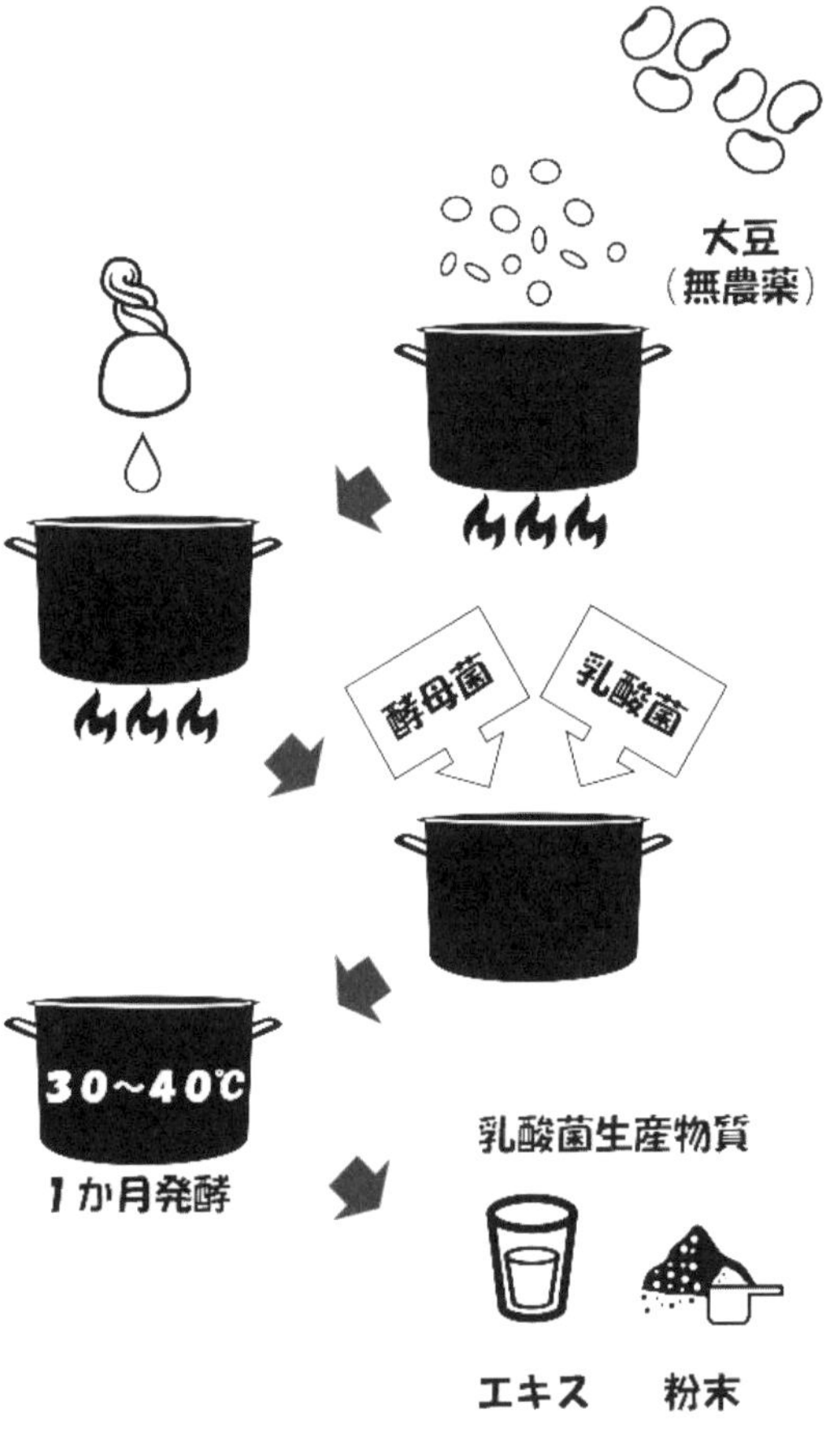

大豆、ブドウ種皮由来の乳酸菌発酵ブドウのパワー!!

乳酸菌生産物質の培地は大豆やブドウ種皮にあるとお伝えしました。

大豆に含まれる成分のイソフラボンは女性ホルモンの活性に役立つ成分とされています。

さらに、更年期障害の緩和やホルモンバランスの改善にも期待が持てます。

一方、ブドウにはポリフェノールは果肉ではなく、皮と種にもっとも多く含まれています。しかし皮ごとブドウを食べても、吸収率はかなり低く、種に至っては消化吸収されず、そのまま出てしまいます。

これが2種類の植物性乳酸菌で発酵することにより、吸収率が顕著に上がるのです。ポリフェノールは、体内の抗酸化力をグ〜ンとアップさせます。

食べ物やサプリメントの抗酸化力は「ＯＲＡＣ値」という指数で測れます。ＯＲＡ

野菜・果物の活性酸素吸収能力（ORAC値）

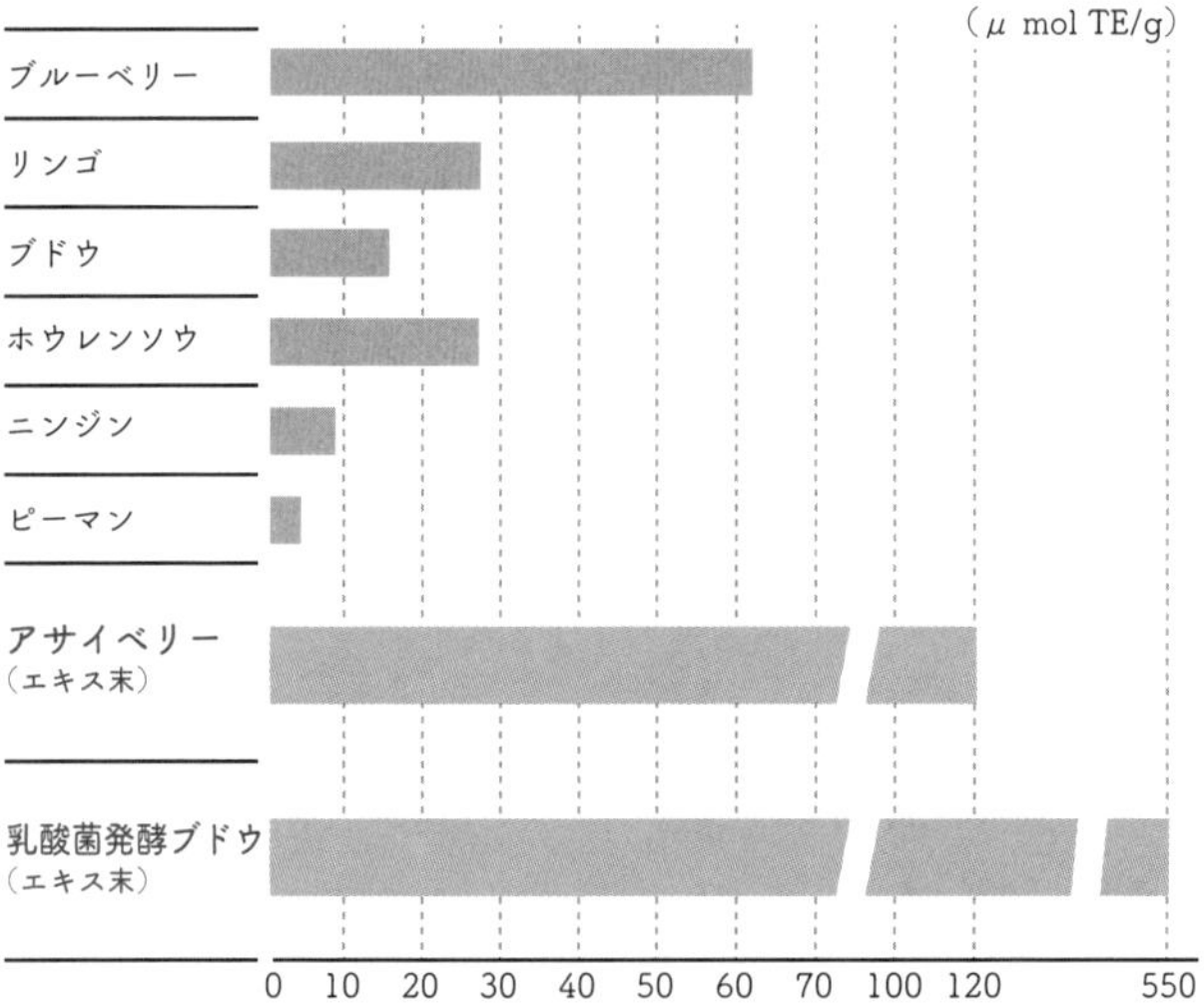

2013年10月10日　日本食品分析センター調べ

Ｃ値が高いほど抗酸化力が強いのですが、ブドウ由来の乳酸菌発酵ブドウは、ブドウをそのまま食べるときと比べてＯＲＡＣ値が33倍にまで高まっています。また、ＯＲＡＣ値が高いフルーツや野菜に比べても、その実力は群を抜いています。

乳酸菌生産物質で即効性をゲットするには？

乳酸菌生産物質をサプリメントで摂る事で短時間で腸内環境のバランスを整える事が期待できます。

乳酸菌生産物質は発酵食品でも摂れると述べましたが、それぐらいではやはり菌量不足です。サプリメントという形で摂れば、確実に一定菌量を摂取できます。

もう一つは、大豆、ブドウ種皮の健康成分も吸収しやすい形になっているため効率よく摂取できます。

大豆には健康にいいサポニンやイソフラボンが入っており、乳酸菌発酵によってこれらが吸収されやすい構造になるため、効率よく摂取できるのです。

またブドウ由来のポリフェノールも同じです。菌を入れる事によってポリフェノールがとても体に吸収されやすい形になっており、量をしっかり摂取することができま

乳酸菌生産物質の成分

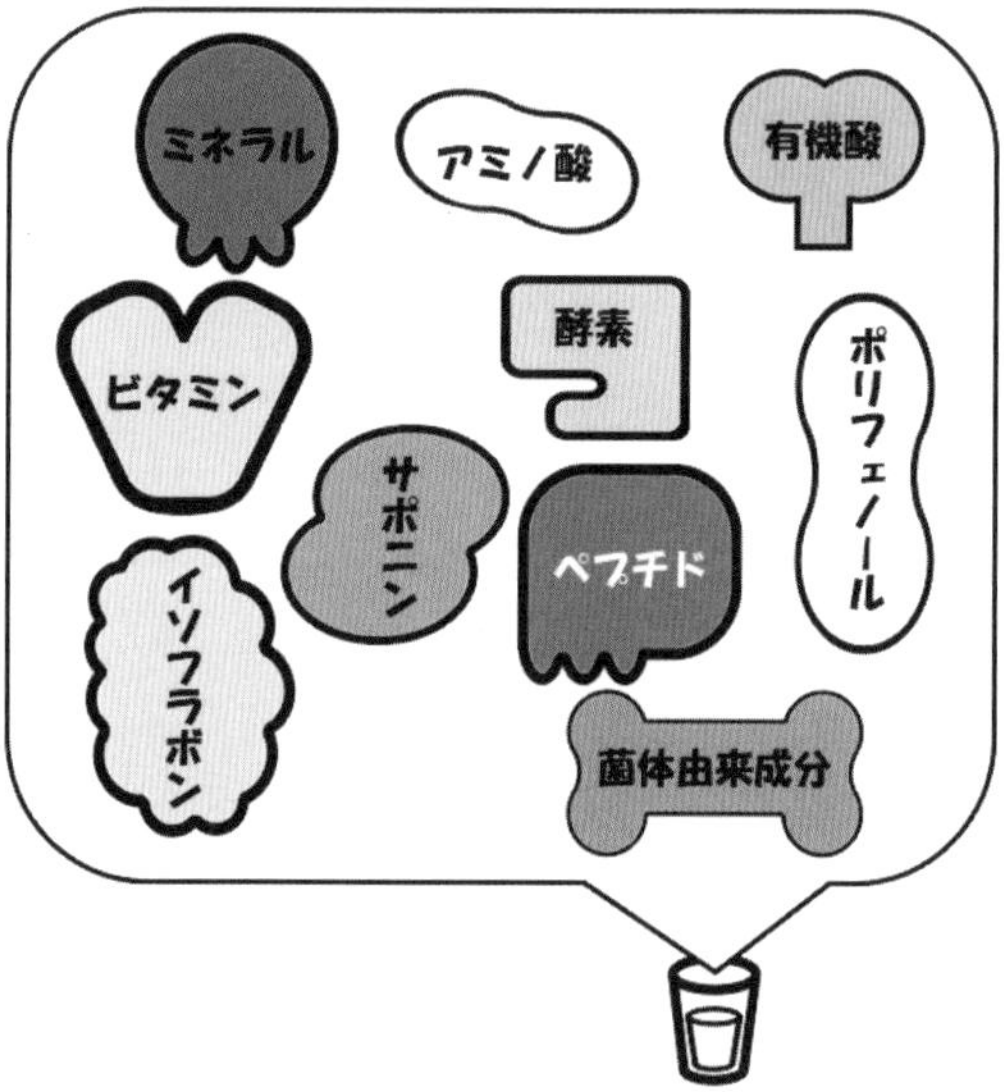

す。

ただ、サプリメントはあくまで「健康補助食品」。それだけ摂っていれば健康になれるというものではありません。あくまで栄養バランスのいい食事があってこそ、はじめてサプリメントの恵みを得ることができるのです。

腸管免疫力の強い味方が乳酸菌生産物質

乳酸菌生産物質を摂ると、免疫が向上して、風邪をひきにくくなったり、感染症の予防にも役立ちます。さらにはがんや生活習慣病の予防にもつながります。

人間の免疫力の源は「腸」です。この腸において、免疫の重要な役割を果たしているのが「パイエル板」という組織です。乳酸菌はこのパイエル板を動かす作用を持っています。

パイエル板には、樹状細胞マクロファージやリンパ球などが待機しています。乳酸菌がパイエル板に入ってくると、樹状細胞に捕らえられ、その情報が他のリンパ球に送られます。

その結果、普段9割が眠っていると言われる腸管免疫が一斉に活性化して免疫力が向上するのです。

乳酸菌死菌体を摂取する事で、パイエル板のスイッチが入り、腸管免疫をはじめ体中の免疫機能が向上すると考えられています。

腸管内の免疫細胞の働き

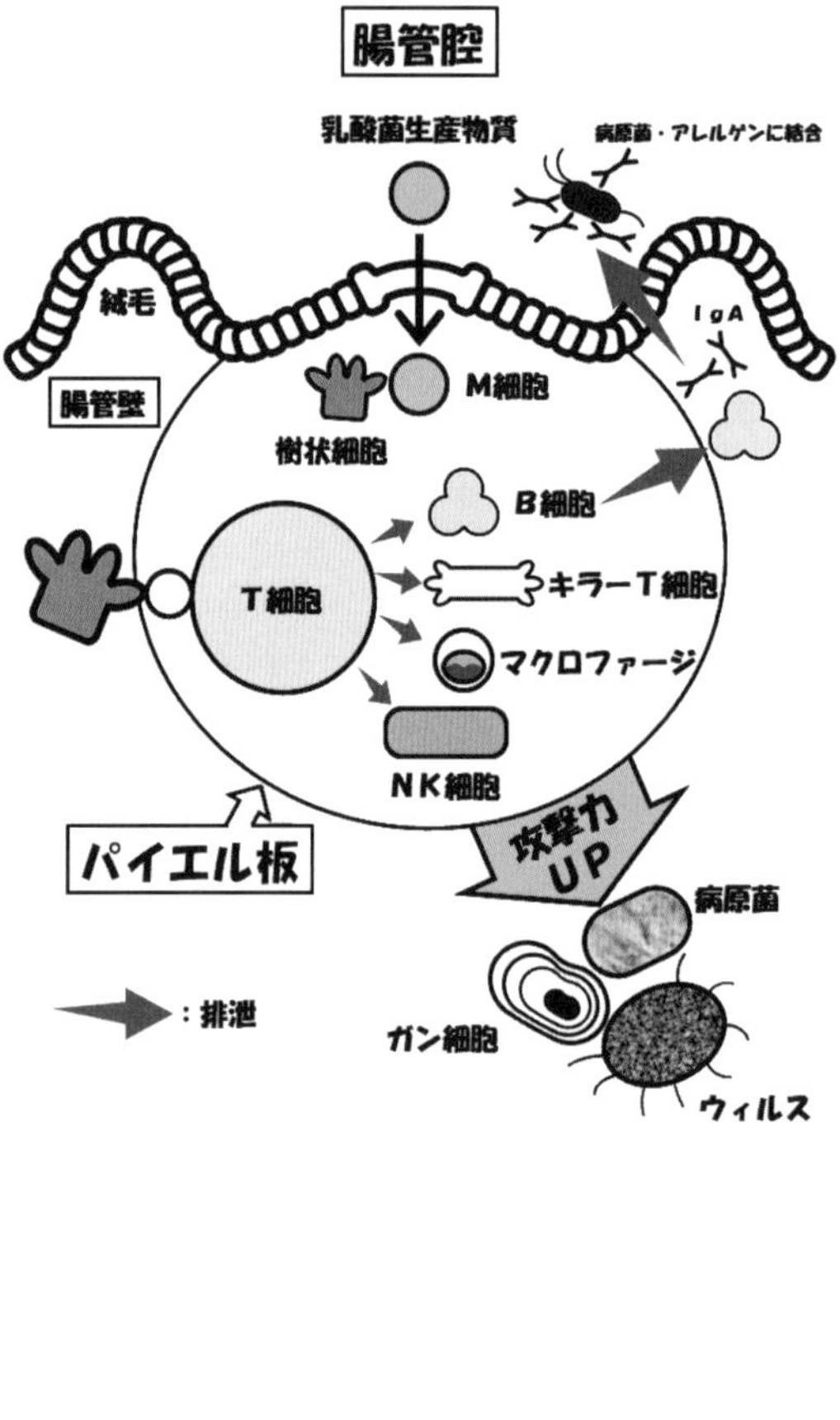

「死んだ菌」のパワーは最強なのです!!

あらゆる薬に生の物が少ないように乳酸菌の世界も生きていても死んでいても効果は変わらず、むしろ死んだ菌の方が有効と言われています。

乳酸菌生産物質の中にはこの死んだ菌も多く含まれています。そしてこの死菌が腸内環境のバランスを整えたり免疫力の向上に働きかけをする事がわかってきたのです。

東京大学名誉教授・農学博士でバイオジェニックスの提唱者、光岡知足教授によれば、乳酸菌の効果を得るためには1日に1兆個の乳酸菌を摂る必要があるそうです。ところがこの量を全て生きた乳酸菌で摂ろうとしたら、乳酸菌飲料で10リットル飲まなければいけません。これはちょっと無理ですよね。

でも、死菌なら最大数兆個をたった1ccで摂取する事ができるのです。また、死菌は免疫力を活性化する働きも注目されており、この分野の研究も進められています。他にも様々な効能が期待されています!

乳酸菌生産物質は
こんな効果が期待できます！

◉ 善玉菌を増やし、腸内フローラを整える

◉ 免疫力アップ

◉ メタボ・糖尿病予防

◉ 老化を防止し、若々しいお肌を作る

◉ 血圧・血糖を低下させ、生活習慣病を予防する

◉ がんの抑制

◉ 肝臓、腎臓の機能をサポート

◉ 歯周病予防

CHAPTER

5

証明されています!!
乳酸菌生産物質のパワー

カバーできる範囲が広い乳酸菌生産物質

腸内環境のバランスを整え、健康の増進を計れる乳酸菌生産物質は、さらに注目が集まり研究もさかんに行われています。多々ある乳酸菌生産物質の研究結果をお示ししながら解説をさせて頂きます。腸内フローラのバランスの改善、成人病、生活習慣病の予防、美肌効果やダイエット、免疫力の向上、アレルギーの改善などなど、乳酸菌生産物質のカバーできる範囲は多岐に渡っています。

さらに乳酸菌生産物質は人間のみならずペットや家畜などの健康維持、植物栽培など、様々な分野での活用方法が期待できます。

まだまだ乳酸菌生産物質の研究は始まったばかりです。さらなるパワーが見つかる事も遠からずあるでしょう。

ここからは、乳酸菌生産物質の各種データをもとにご紹介していきます。

乳酸菌生産物質の可能性は多岐にわたっています！

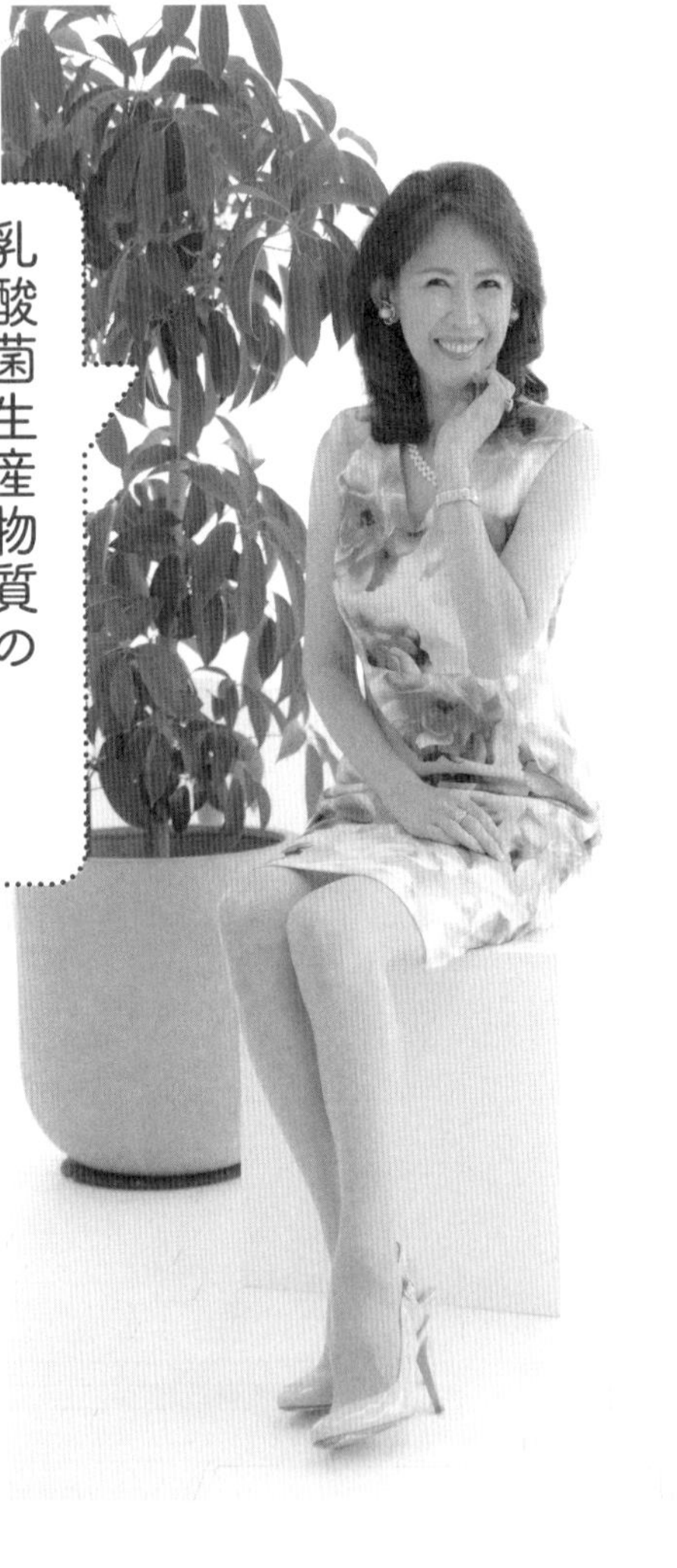

コレステロール値、中性脂肪値を気にされている方にも朗報です

乳酸菌生産物質は、血中のコレステロールや中性脂肪を抑制する作用があることがわかっています。

コレステロール値や中性脂肪が高いことが原因の一つである高脂血症の患者は、全国で2000万人以上とも言われていますが、乳酸菌生産物質の作用によって高脂血症の予防や改善が期待できます。

高コレステロール食負荷マウスにおける乳酸菌生産物質の血清コレステロール値上昇に対する影響

被検物質	乳酸菌生産物質投与量	血清コレステロール（mg/dl）
Normal（通常食）	—	164.2±13.6
Control（高コレステロール食）	—	280.2±30.6
乳酸菌生産物質＋高コレステロール食	0.3g/匹	179.8±16.5*

数値は平均±標準誤差で示し、例数は一群6匹で行った。有意差検定は ANOVA で処理し＊は $p < 0.05$ で示している。（Soy and Health（2004）小川正ら発表データより）

マウスを３つのグループに分け、通常食、高コレステロール食、高コレステロール食＋乳酸菌生産物質をそれぞれ与え、コレステロール値を測りました。その結果、高コレステロール食＋乳酸菌生産物質のグループのコレステロール値は、通常食に近い値でした。

血糖値を安定させる救世主

今、日本の糖尿病患者の数は優に３００万人を超え、糖尿病が強く疑われる方を含めると１０００万人という事態です。食事療法などでご苦労されている方も多いと思います。

乳酸菌生産物質には、うれしいことに糖尿病の改善効果が確認されています。マウスを使った実験で、マウスに乳酸菌生産物質を摂取させたところ、血糖値を低下させる作用があることがわかったのです。

また糖尿病による神経障害を引き起こす原因となる物質に「アルドース還元酵素」というものがあります。乳酸菌生産物質はこのアルドール還元酵素の働きを阻害することも同じ実験でわかっています。

2型糖尿病モデルマウスに対する乳酸菌生産物質の効果

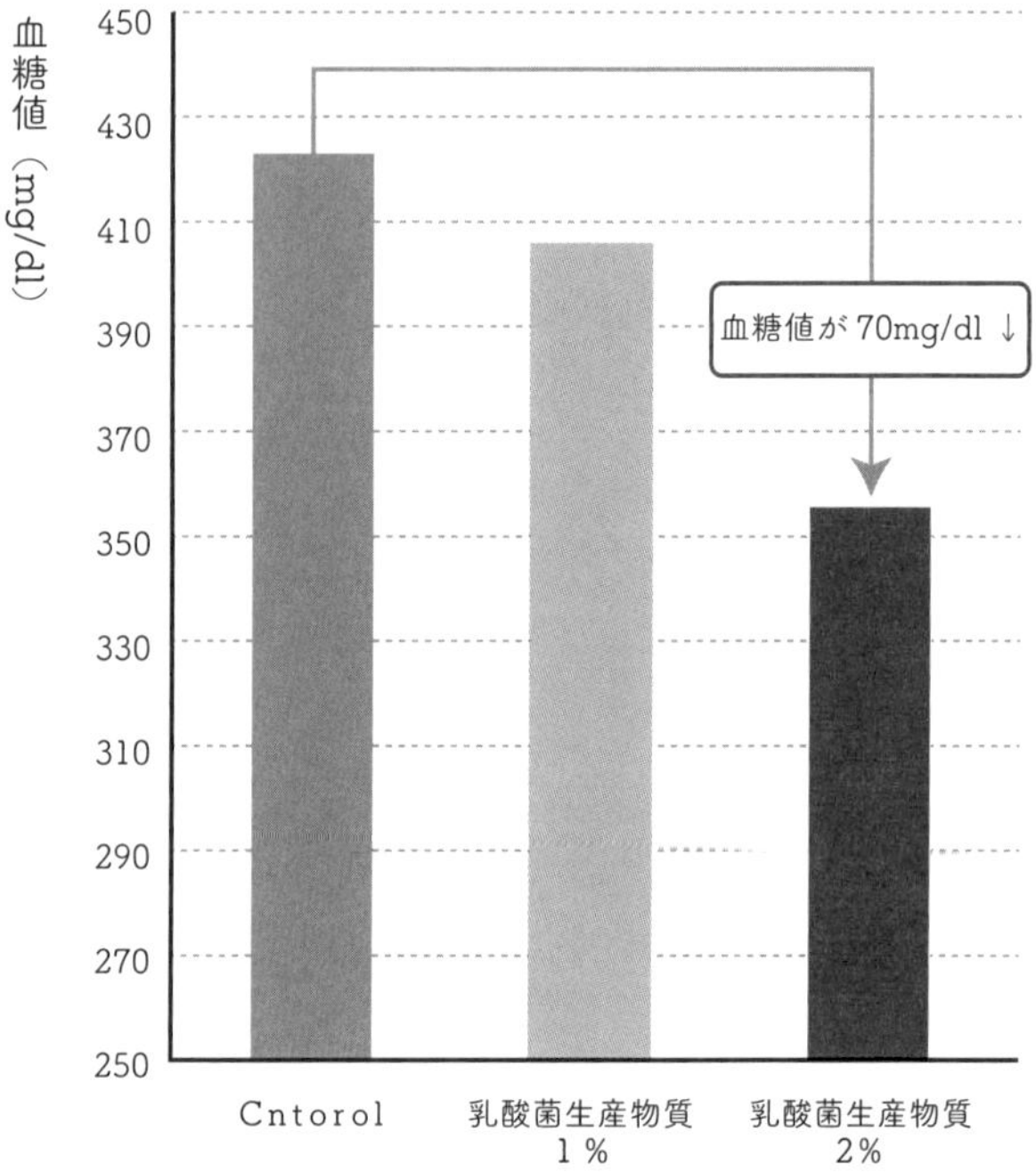

（Soy and Health（2004）小川正ら発表データより）

乳酸菌生産物質1%、2%をそれぞれ摂取したグループと、何も摂取しなかったグループ（コントロール）を比べると2%のグループは血糖値が明らかに低く抑えられているのがわかります。

肝臓の強い味方

肝臓は眠れる臓器とよく言われます。気が付いたら肝臓の数値が悪化していたという方のお話をよく聞きます。

しかし、あまりお酒を飲まない女性も肝臓の数値を気にされている方もいらっしゃいます。

肝臓は、私たちの体の中でじつに様々な仕事をしてくれています。

栄養素を分解・合成したり、体にとって有毒な物質を解毒したり、胆汁という消化液を作ったり……。

乳酸菌生産物質は、肝障害を抑制して肝機能を改善させる働きがあります。

肝機能を正常に保つためのサポートをしてくれるのです。

肝障害ラットの
血清AST(GOT)、ALT(GPT)値に
対する乳酸菌生産物質の作用

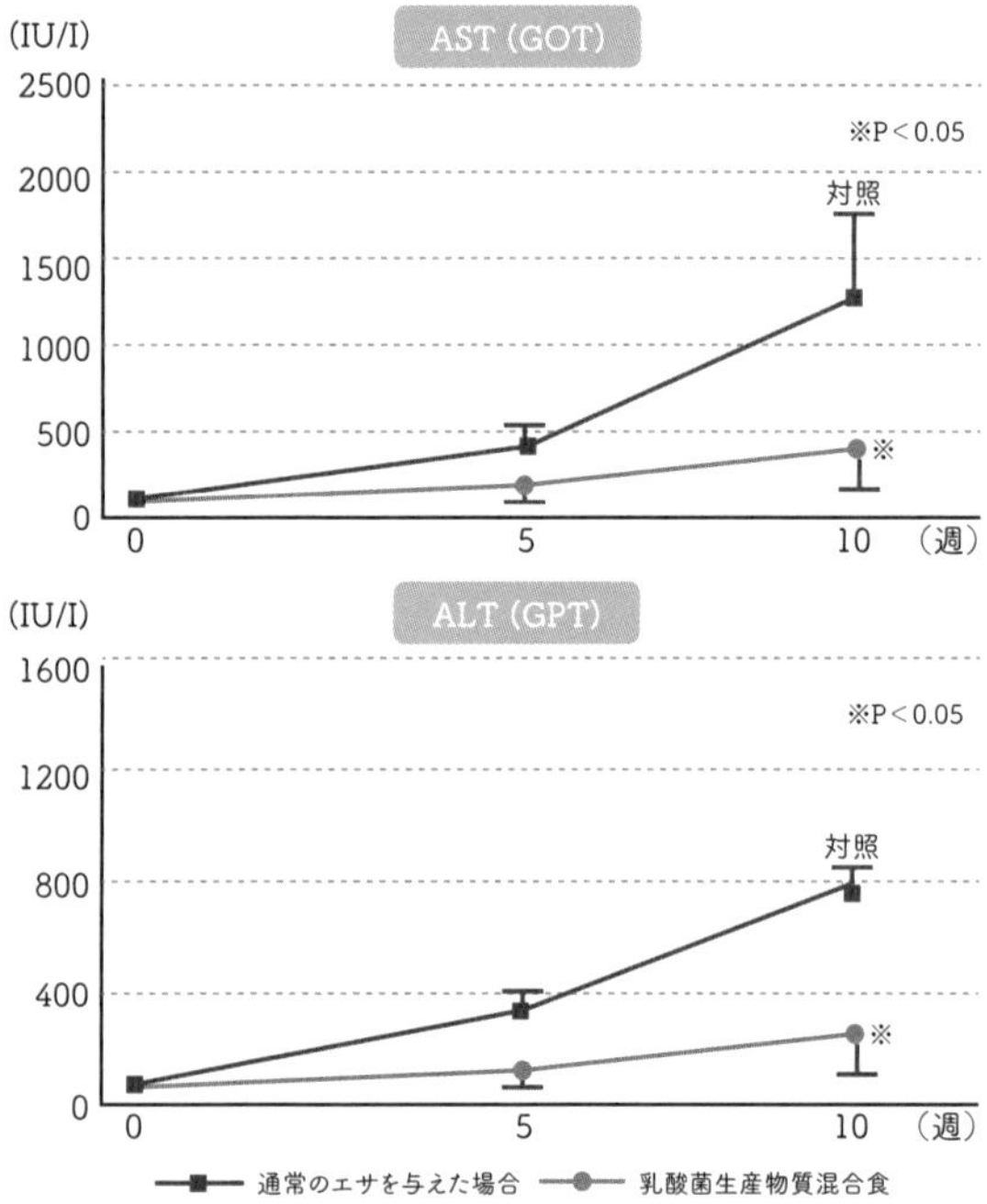

ラットの実験で、肝障害を誘発させたラットに乳酸菌生産物質を与える(1g/kg・日)と、AST(GOT)、ALT(GPT)の数値(いずれも肝臓が悪いと数値が高くなる)が抑制され、肝機能が改善していることがわかりました。

乳酸菌生産物質の抗がん作用

乳酸菌生産物質はガンに対しても様々なアプローチから予防を促進するための働きをしてくれます。

様々なデータが発表されていますが、ここではほんの一部を紹介します。

①免疫力アップ

腸内フローラのバランスが乱れて悪玉菌が増殖すると腸内で腐敗が起こり、発がん性物質などが産生されやすくなります。

乳酸菌生産物質は、腸内フローラのバランスを整え、免疫力を向上させることでがんを予防する効果があります。

人間の免疫力の約7割が腸管免疫と言われています。つまり腸が自己免疫力の司令

塔と言っても過言ではないでしょう。

表（97ページ）は乳酸菌生産物質によって免疫細胞の一つであるマクロファージが活性化するかどうかを調べた実験結果です。

乳酸菌生産物質の濃度が高くなるに従い、マクロファージの活性が高くなることが分かりました。

②がん細胞のがん転移と増殖を抑える力

マウスを5つのグループに分け、何もしないグループ（コントロール）、それぞれ1％の乳酸菌生産物質、2％の乳酸菌生産物質、1％の医療用免疫増強剤、2％の医療用免疫増強剤を添加した飼料を与え、がんの転移抑制を比較しました。医療用免疫増強剤として用いたリポたんぱくは抗がん剤として用いられる物質です。

1週間後マウスの肺にがん細胞を移植し、その後2週間飼育し、肺またはその他の臓器の腫瘍のコロニー数を調べたところ、乳酸菌生産物質を与えたグループは、コン

トロール群より腫瘍のコロニー数は少なく、医療用免疫増強剤を与えたグループと同程度のコロニー数であった事から、乳酸菌生産物質にはがんの移転抑制効果が期待できます。

乳酸菌大豆発酵物の
マクロファージ活性化作用

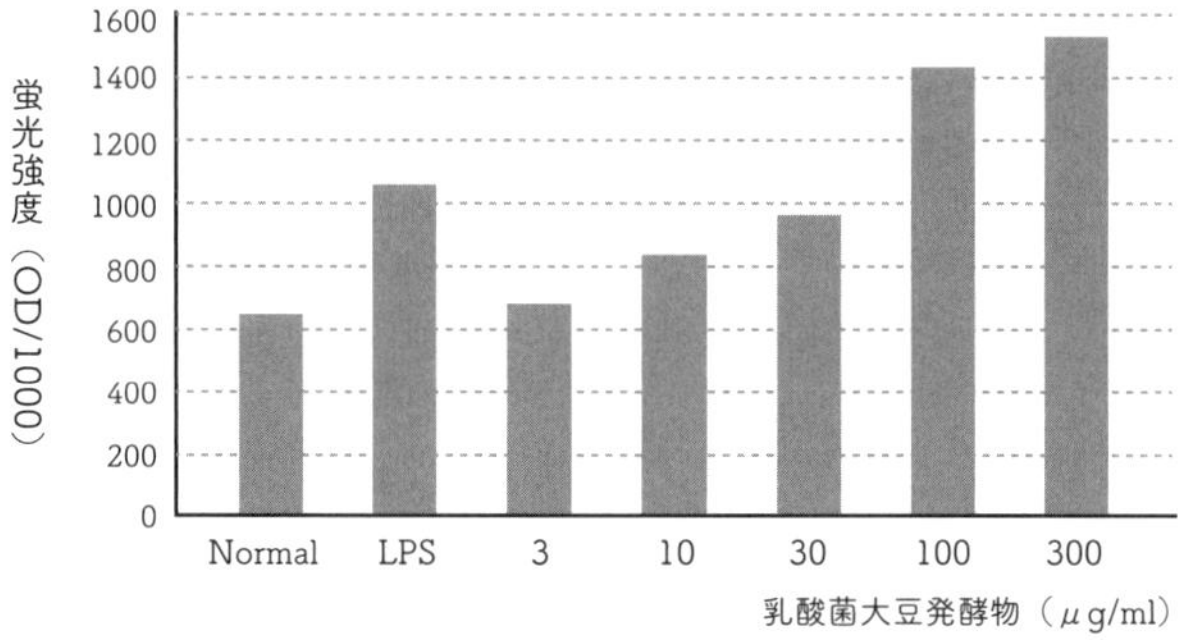

（AoCS（2004）、ICOFF-3（2003）小川正ら発表データより）

乳酸菌生産物質のがん転移抑制活性

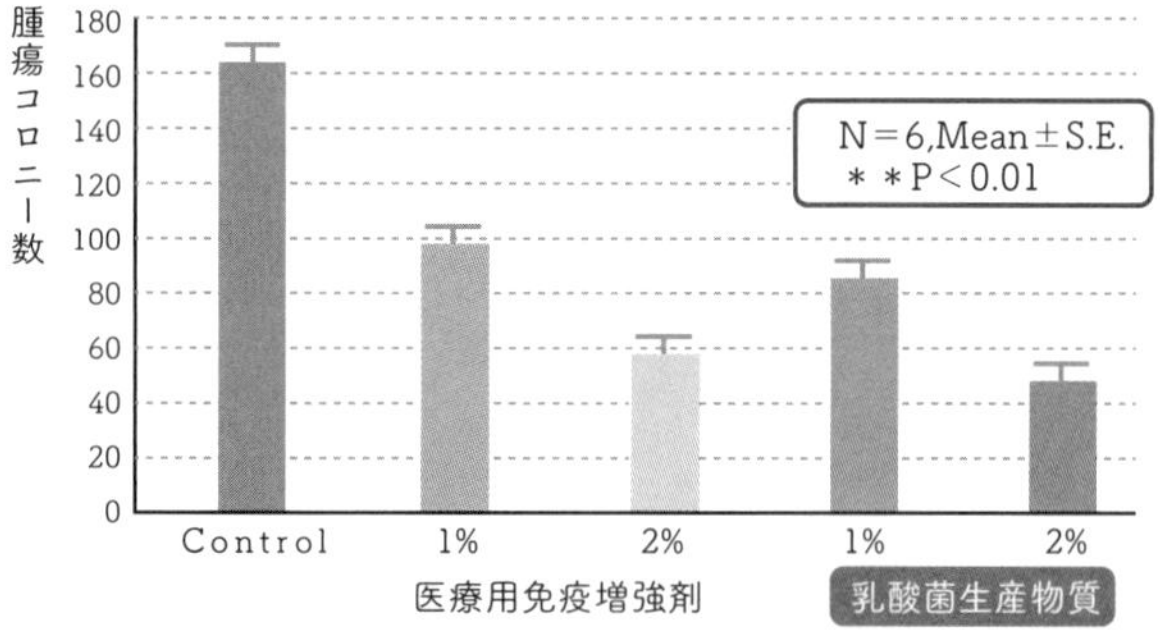

（AoCS（2004）、ICOFF-3（2003）小川正ら発表データより）

あらかじめ乳酸菌生産物質を与えたグループは、がんの転移が抑制され、医療用の免疫増強剤（リポたんぱく）と同等の転移抑制活性が見られた。

アレルギーの改善効果が期待できます

今、最も発症の多いアレルギーはⅠ型アレルギーでこのⅠ型アレルギーに含まれるものは花粉症、アトピー性皮膚炎、喘息、リウマチ、膠原病、食物アレルギー、ハウスダスト、ペットの毛、日光、寒暖差、金属などのアレルギーが含まれます。

このアレルギーの発症は腸と密接に関係しています。乳酸菌発酵ブドウで、アレルギーを抑制することがわかっています。

乳酸菌発酵ブドウは、花粉症や、アトピー性皮膚炎、鼻炎、喘息などのⅠ型アレルギー反応を引き起こすIgE抗体の過剰産生を抑制し、同時にマスト細胞の中の顆粒の放出を抑えるダブルのパワーでアレルギー反応を抑制します。

乳酸菌発酵ブドウのIgE産生抑制効果

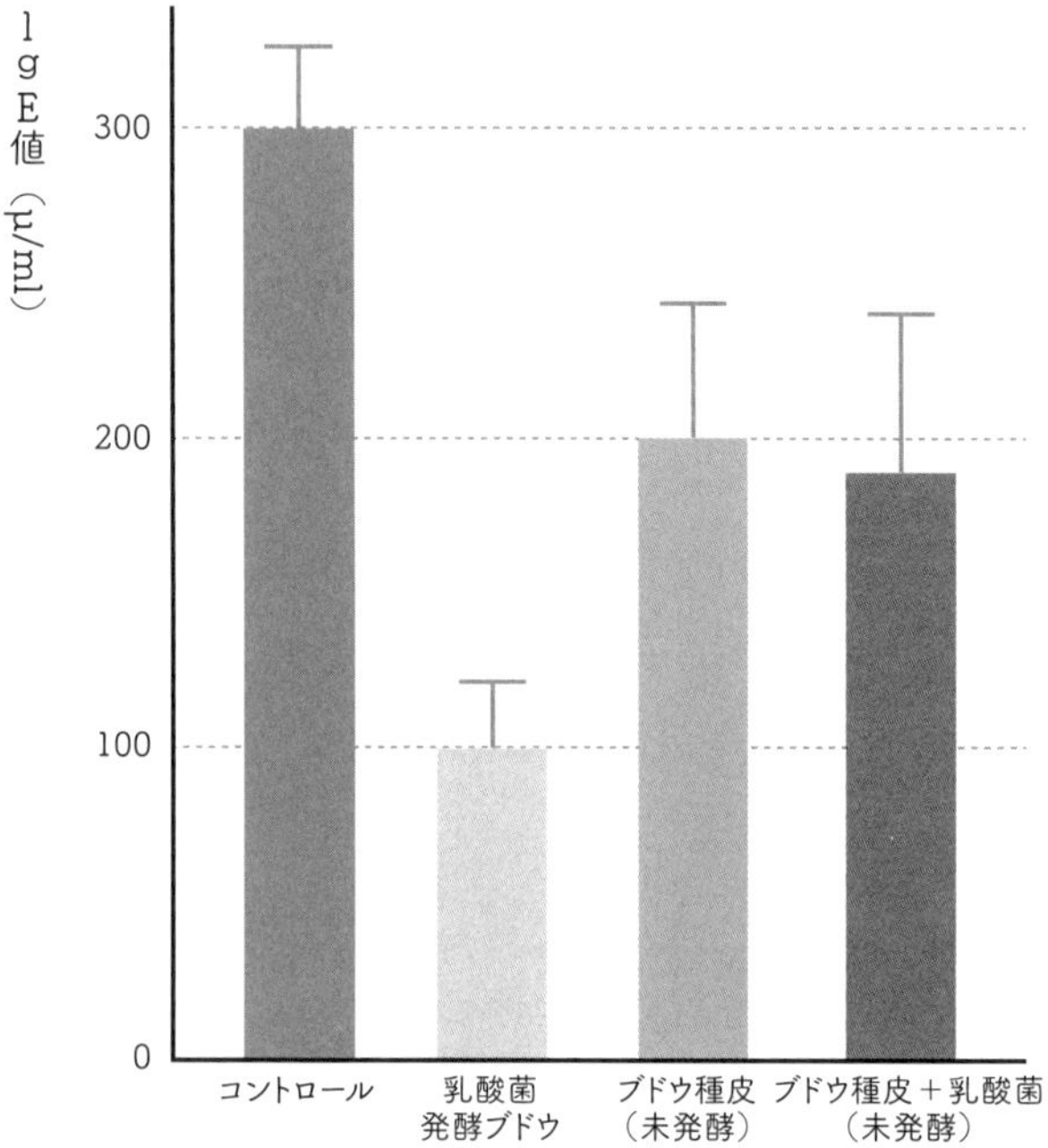

※ $p < 0.05$vsControl（$n = 5$）

乳酸菌発酵ブドウを摂取したグループ、ブドウ種皮を摂取したグループ、ブドウ種皮＋乳酸菌を摂取したグループ、および何も摂取しなかったグループ（コントロール）を比べると、乳酸菌発酵ブドウを摂取したグループがもっともIgEの産生を抑制する効果が高かった。

お肌のシワ、たるみ、気になる所をカバー

皮膚にはコラーゲンやヒアルロン酸が存在して、肌のハリやうるおいを保っています。しかし、加齢とともにヒアルロニダーゼという酵素が作用してヒアルロン酸を分解し、シワやたるみを引き起こします。またヒアルロン酸は関節にあってクッションの働きや、動きをなめらかにする働きをしています。

乳酸菌発酵ブドウはこのヒアルロニダーゼの活性を抑え、お肌を若く保つ働きをしています。

またヒアルロン酸が減ってしまうと関節の痛みが出たりしますが、乳酸菌発酵ブドウがヒアルロン酸の強い味方となって、関節の痛みや関節炎を予防してくれます。

乳酸菌発酵ブドウの
ヒアルロニダーゼ活性阻害

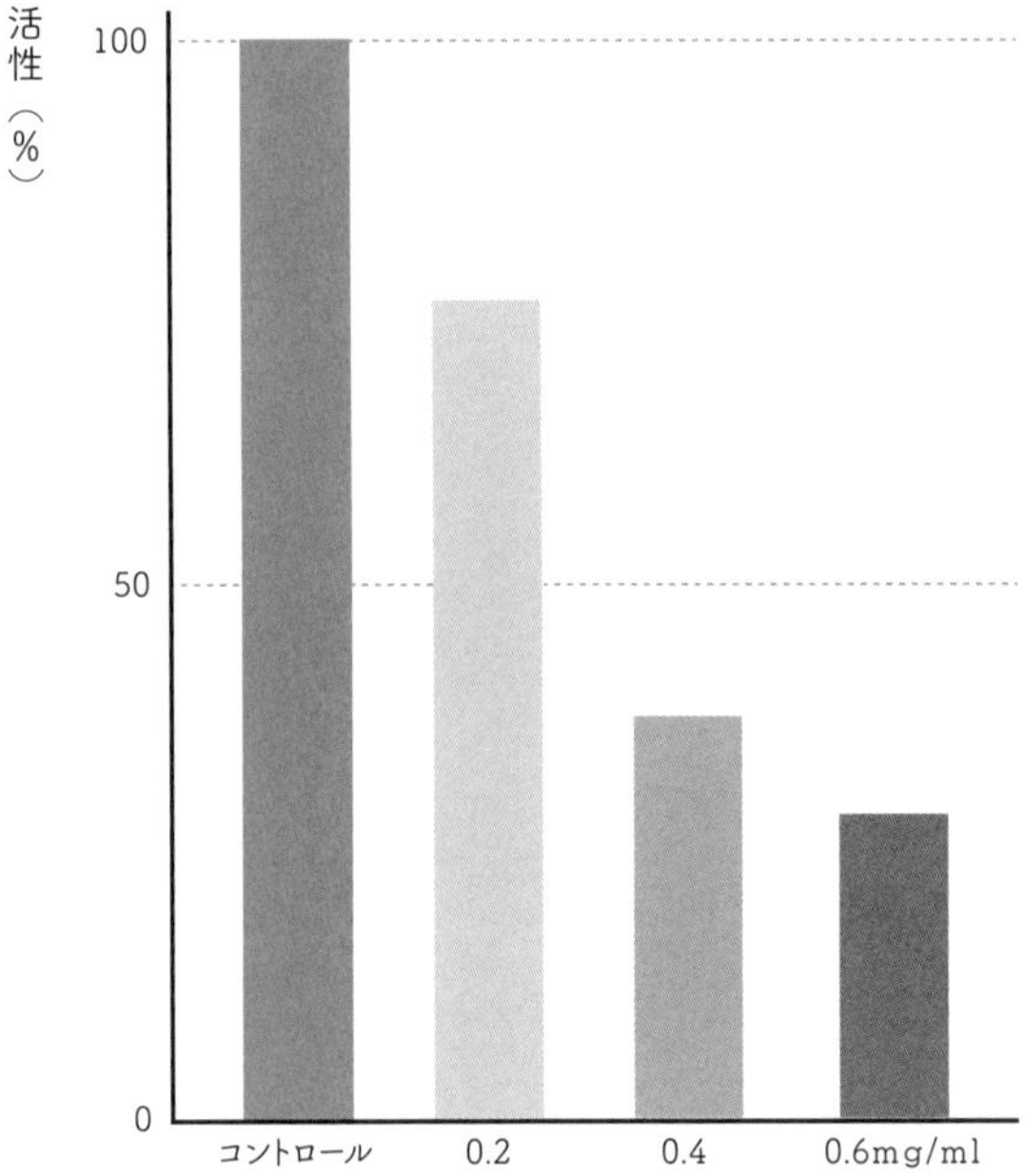

乳酸菌発酵ブドウは、ヒアルロン酸を破壊する酵素「ヒアルロニダーゼ」の働きを濃度に応じ阻害します。

女性必見!! 美白効果も絶大です

シミ、くすみのないお肌は女性の憧れ。昔から色白は七難隠すと言われていますが、現実には加齢とともにお肌も衰えを隠す事ができなくなってきます。

乳酸菌発酵ブドウはこの悩みに「お肌の内側から」アプローチしてくれるのです。

シミの元はメラニン色素というのは誰もがご存知でしょう。紫外線を浴びると活性酸素が発生し、体の中からお肌を守るために生成されるのがメラニン色素です。

乳酸菌発酵ブドウは、紫外線によって作られた活性酸素を消去する強いパワーを持っているのです。

さらにメラニンを合成する酵素（チロシナーゼ）の力を阻害します。

つまりダブルの力で紫外線のダメージからお肌を守ってくれるのです。

今はオゾン層の破壊によって、紫外線の量も倍増していると言われています。皮フがんなどの予防にも役立つかもしれません。

乳酸菌発酵ブドウの美白作用

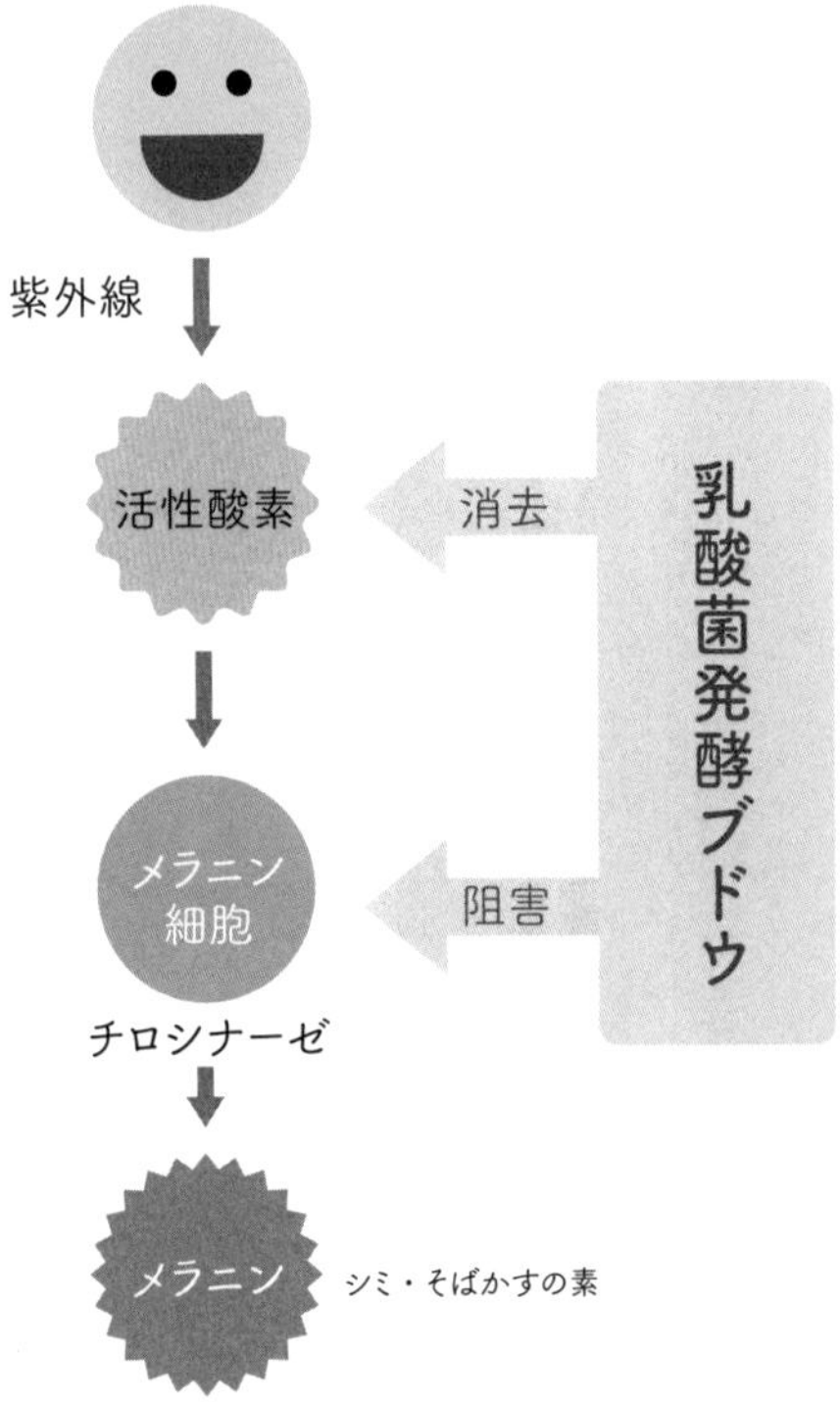

乳酸菌発酵ブドウは、紫外線により産生される活性酸素を消去し、メラニン細胞のチロシナーゼ活性を阻害して、シミ、そばかすの素になるメラニンの合成を抑えます。

化粧品の成分としても大活躍!!
乳酸菌生産物質

乳酸菌生産物質は化粧品にも応用されています。「腸」で働く乳酸菌生産物質がなぜ美肌作用を持つのでしょうか。

じつは、人のお肌にも「皮膚常在菌」といって、様々な菌が多くすみついているのです。

そして腸内と同じように「善玉菌」と「悪玉菌」、「日和見菌」が存在します。善玉菌はお肌に潤いを保ち、バリア機能を高めてくれる大事な働きをしています。一方、悪玉菌はニキビや吹き出物など、肌トラブルの元となります。

腸内フローラと同じように、お肌においても善玉菌を優勢にしておくことがとても大事なのです。

乳酸菌生産物質をお肌に塗ることで、善玉菌を助け、お肌を健やかに保つことがで

きます。乳酸菌生産物質を配合した化粧品もありますが、乳酸菌生産エキスをお持ちの化粧品に混ぜて使ってみるのもおすすめです。是非、お試しくださいね！

乳酸菌生産物質で皮膚常在菌も大喜びです！

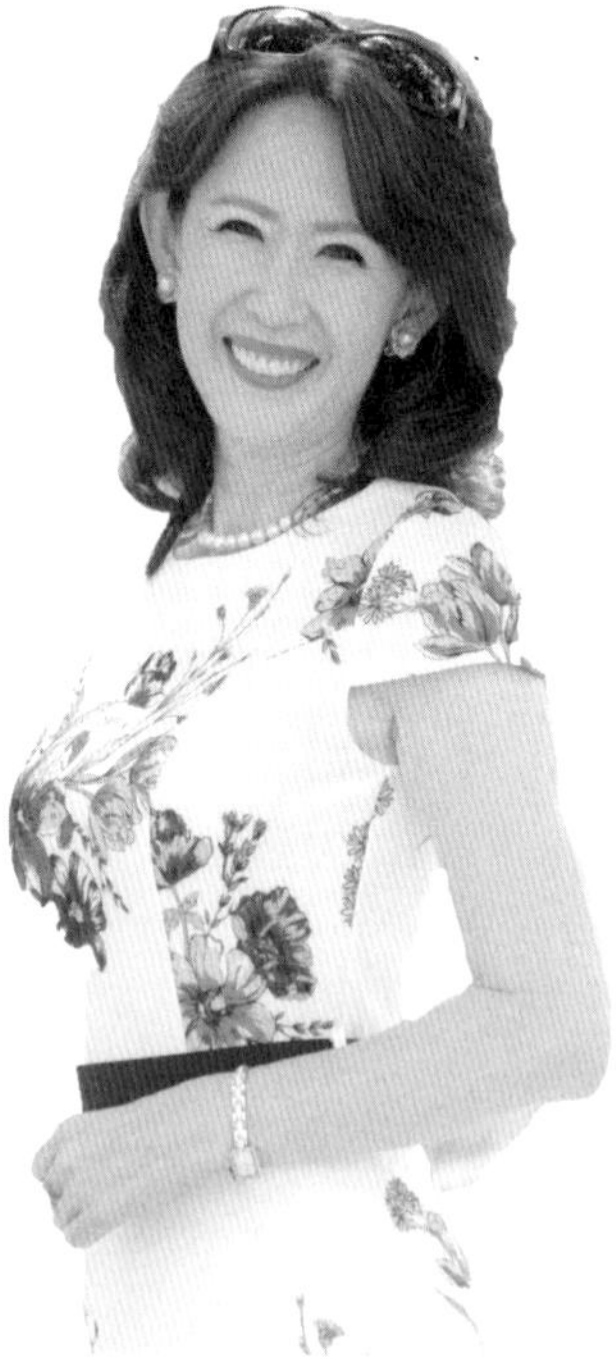

実はダイエット効果も絶大です!!

メタボリックシンドローム（内臓脂肪症候群）は、内臓肥満が原因で高血糖、脂質異常、高血圧などを引き起こした状態を言います。内臓の周りに脂肪が溜まる内臓脂肪型肥満は皮下脂肪型肥満と同じく糖質、脂質の過剰摂取が原因です。

口から入った糖質は唾液に含まれる消化酵素、又は小腸内の糖質分解酵素によって分解され、血管に吸収され全身に配られます。乳酸菌発酵ブドウは、これらの酵素の働きを阻害し糖質の吸収を抑える働きがある事が分かりました。

つまり内臓脂肪を付きにくくし食後の血糖値の急激な上昇を抑える働きがあります。

つまりダイエット効果も期待できるのです。

食後の血糖値の変化

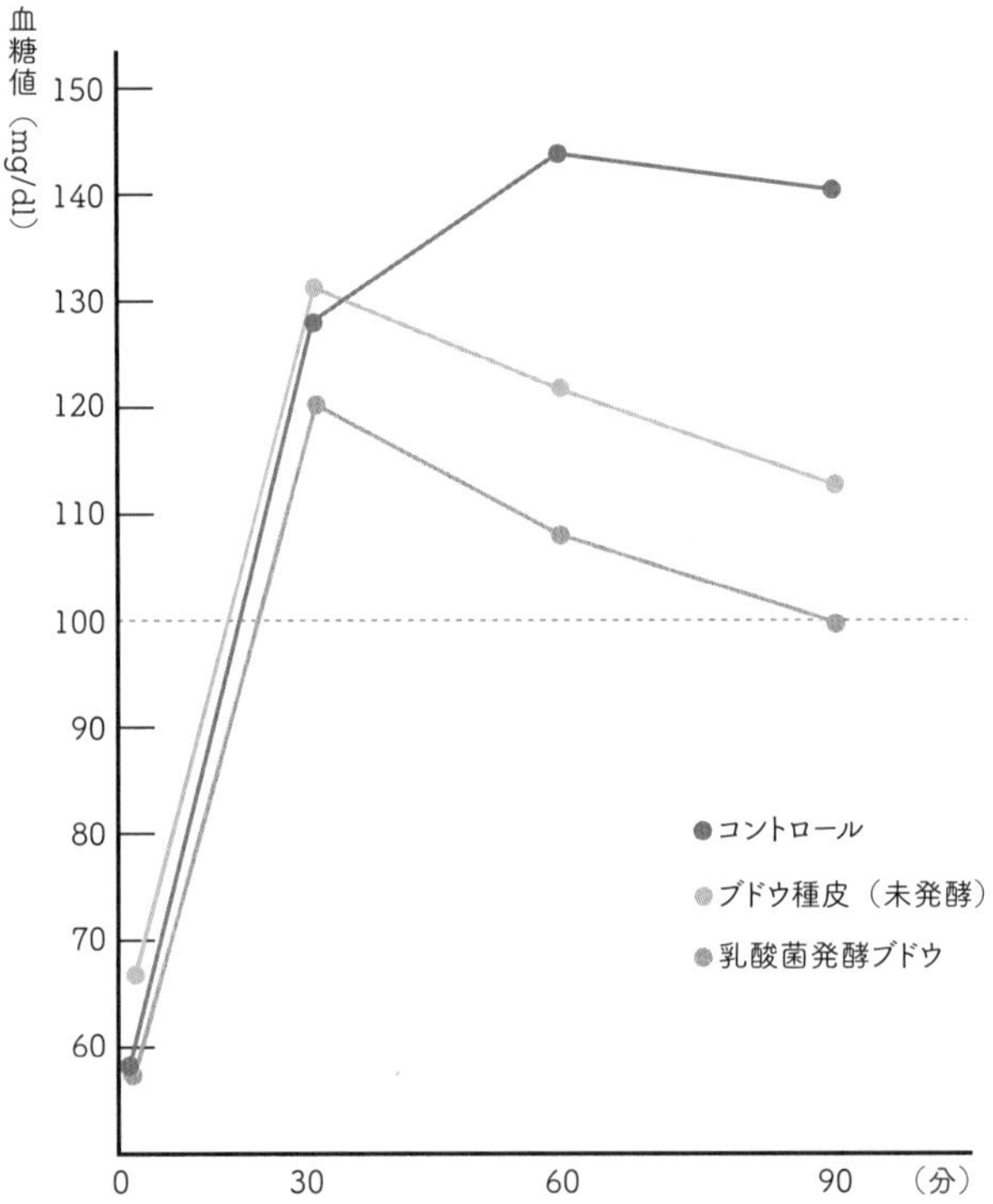

乳酸菌発酵ブドウを摂取したグループ、ブドウ種皮(未発酵)を摂取したグループ、なにも摂取しなかったグループ(コントロール)の食後の血糖値を測ったところ、乳酸菌発酵ブドウを摂取したグループがもっとも食後の血糖値が抑えられました。

CHAPTER

6

腸活体験談・乳酸菌生産物質に関するQ＆A

腸活体験談

「乳酸菌生産物質無しではお正月を迎えられなかったと思う」

T・S様（60歳）

私の主人ですが、昨年7月に首の右側が腫れて痩せてきました。8月には体調が悪くなり、市内の病院に1週間入院しました。腫れが治まらず、9月に耳鼻科に行き検査をしました。その結果、「悪性リンパ腫、血液のガンです」と伝えられ、頭が真っ白になりました。あまりに急だったので、その時の記憶があまりありません。

10月中旬に市内の病院を紹介されて、下旬に入院。6～8回の抗ガン治療を進める

事になりました。

何か身体に良いものはないかと友人に相談したところ、「免疫に良いものがあるみたいだよ」と乳酸菌生産物質を教えてもらいました。治療が進むと、体重が減り、髪も抜けてきました。さらに帯状疱疹が足に出てしまいましたが、乳酸菌生産物質を塗るとそれ以上は増えずに1週間で治りました。乳酸菌生産物質のおかげだと思います。

抗ガン治療では、事前に説明を受けていた吐き気は一切出ず、本人も看護師さんもびっくりしていたようでした。乳酸菌生産物質を教えてもらった時は、初めはこれをどのように主人に飲ませようか悩みましたが、今では本人自ら「これのおかげだ！」と手放さず飲んでいます。

普段の食生活も気を付けて、味噌汁は具沢山にして、きのこ類を沢山入れる事を心がけています。まだもう少し治療が続きますが、乳酸菌生産物質で免疫を維持できているのは確かなので、これからも続けていきたいと思います。


「教えてくれてありがとう」と紹介してくれた友人に心から感謝しています。

「食選びの大切さを伝えていきます!」

鷲尾　恵美子 様（45歳）

幼少期から偏頭痛もちだった私は、ランドセルに頭痛薬を入れていました。10代で不眠症になり、社会人になってからは睡眠薬を毎日服用しておりました。30代で24時間、３６５日、偏頭痛に悩まされるようになり、日本一と名高い頭痛外来へ行きました。しかし、改善されず薬の種類が増え、アレルギー・高血圧・動脈硬化の症状が出て、引きこもりになりました。

そんな時、30年来の友人が橘美はる先生とお会いする機会を作ってくれました。美はる先生の体験談は、私の長年の悩みにピタリと一致し、乳酸菌生産物質は、これまで学んだ代替療法と全く違うものでした。飲み始めてすぐに身体がウソのように楽になり、１年で全身のむくみが取れて体重も10キロ減り、精力的に活動できるまでに復活しました。さらに美白までついてくるという嬉しいおまけ付き♪

全ての原因は腸内環境にあったのですね。乳酸菌生産物質のおかげで、人生180度変わりました。

愛犬についても、アレルギー性皮膚炎で3年間入退院を繰り返していましたが、乳酸菌生産物質によってたったの2週間で完治しました。

すばらしい出会いに感謝の気持ちでいっぱいです。

O・N様（51歳）

「出会えたことに感謝でいっぱいです♪」

私は抗うつ剤を7～8年飲んでいました。

当時、起きることができず、ベットに横になり涙が出るばかりでした。料理も、買い物も、家計の管理も、娘たちの学校行事も、人に会うことも……。

意欲がなく何もしたくありませんでした。そんな自分が嫌で、母親の資格も主婦の資格もない、私なんていない方がいいと自分を責めてばかりいました。

心療内科は3ヵ所渡り歩き、その度に相性の良い薬を見つけるのに苦労しました。

薬を飲み始めて5～6年経った頃、家の事、子供の事を全部やってくれていた主人が癌になったため、自分で運転して行ける病院に変え、薬と気力で何とか家族と出かけることができるようにはなっていましたが、いつの頃からか副作用と思われる不調がどんどん増えていきました。抗うつ剤は勝手に減らしたり止めたりしてはいけない

ので飲み続けました。

その後、乳酸菌生産物質との劇的な出会いによって、お蔭様で、今ではあの頃の様々な不調を全部は思い出せない程元気になりました。献身的にサポートしてくれた妹と両親、乳酸菌生産物質が繋いでくれたご縁に感謝でいっぱいです。

乳酸菌生産物質はこれからも私には欠かすことのできない大切な宝物です。

「クスリではないのに、クスリ並みの効果♪」

江夏 あさ美様（37歳）

乳酸菌生産物質を知ったのは、橘美はるさんの本を読ませていただき、アレルギー改善にも乳酸菌生産物質が効くことに驚き、重度の花粉症アレルギーを治したい一心で試してみました。ヨーグルトなどの乳酸菌と違ってすごい即効性にビックリ！　クスリではないのにクスリ並みの効果がありました。そして副作用がないことも嬉しい。

娘は5歳から花粉症を発症して以降4年間、毎年春は必ず耳鼻科にお世話になっていました。鼻がずっとグシュグシュ・目はかゆすぎてかきむしり、まつ毛がごっそり抜けてしまう程。夜も辛そうで呼吸が苦しく寝づらい日々がありました。

一緒に乳酸菌生産物質を飲み始めてからは、耳鼻科通いが減りクスリもほとんど飲まなくなりました。娘も私も乳酸菌生産物質のおかげで症状が治まり、1日中快適に過ごせるようになりました。

妊婦の友達も花粉症で、「毎年クスリを飲んでいたけど妊娠中で飲めない。本当に辛すぎて家族に優しくできない。顔がガビガビで外出もしたくない」と相談を受け、即座に乳酸菌生産物質の事を教えてあげたところ、飲んだその日に喜びのＬＩＮＥが届きました。「本当にこれはすごい！　スゴすぎる久しぶりにちゃんと呼吸できて自分らしさを取り戻せてる！　家族にも優しく接することができそうだよ～。教えてくれて本当に感謝！　神っ！」と大げさなくらいに喜ばれ、症状がラクになったことをともに喜びました。

美容面ではお肌に透明感が出てトーンアップしたので、周りから「すごくお肌のテリツヤがある！　前よりキレイ！　何使ってるの？」と聞かれます。腸内環境が整ってアレルギーや美肌にも効果が絶大なこと、簡単に体質改善～トータルビューティーできることがとても嬉しいです。

これからもず～っと愛用していきたいです。

「驚異の乳酸菌生産物質で体質改善＆ダイエットできた♪」

内田朗子様（46歳）

私が腸内環境を改善しよう！　と試みたのは、橘美はる先生の本を読んで体質が似ていると思ったことがきっかけでした。

幼少期より風邪をひきやすく、すぐに発熱してしまう為、市販の大人用の鎮痛剤や風邪薬を多めに服用しており、また、便秘だからと浣腸をされて育ちました。

20歳の頃には、毎日大量の鎮痛剤と下剤を常用しており、1年間、微熱が続くようになりました。原因が分からなかったものの大学病院で検査をしたところ、抗核抗体に異常があり、いわゆる自己免疫疾患と診断されました。

変わらず薬を常用する生活を続け、やがて結婚・出産・親の介護・仕事と体を酷使していくうちに、微熱・偏頭痛・生理痛・貧血・浮腫・便秘・胃痛でありとあらゆる

薬を大量に常用。薬は増える一方で、改善することはありませんでした。

それどころか30代後半で、自己免疫疾患に加え甲状腺が腫れ、手足の関節も腫れ痛み出し、バセドー病予備軍・リウマチ性関節炎予備軍・その時々の数値で、いろいろな診断をされ、結果膠原病と診断されました。

常用する薬ばかりが増える一方で体調は改善されることなく、むしろ悪くなる一方でした。

膠原病と診断されてから8年、治らないと諦めていた身体が乳酸菌生産物質に出会い、驚異的な体験をしました。

教わった通りに1週間で1本乳酸菌生産物質を飲み、その後も追加して飲み続けました。そうしたらなんと‼　たった1ヶ月足らずで、微熱や偏頭痛はなくなり、生理痛や貧血もなくなり、常にだるい疲れやすかった身体がなんだか調子良い！　元気！　むくみも取れ、46年間で初めて自力で排便がありました！　そうしたら、当然のごとく勝手に体重も減り3キロ痩せていました‼

そして先日、大学病院の定期検査に行ったところ、数値が良くなっているからと薬

を止めることになりました。甲状腺や関節の腫れや痛みもなくなりました。

気づけば他にも毎日服用していた薬も飲まないで過ごせており、ビックリするくらいの快適ぶりなんです♪　おまけに、お顔のシミまで薄くなりました。

周りからは、お肌白くなったね！　小顔になったね！　むくみとれたね！　痩せたね！　と絶賛褒められ中です。

一生治らないと諦めていた身体に変化の逃し‼　この調子で更なる体質改善と健康的ダイエットと美肌に期待しています！　毎日がビックリの連続で、橘美はる先生、乳酸菌生産物質に出会えたことに心から感謝いたします。

本当にたくさんの方にこの劇的な変化と感動を実体験していただきたいです。

「乳酸菌生産物質のすごさを知りました♪」

高橋 恵子様（61歳）

私がこの素晴らしい商品に出会ったのは、身体に良いと言われて一生懸命健康飲料水を飲んでいた頃でした。その頃母の介護をしており、月に1度は口の周りにヘルペスが出ていました。その度に憂鬱になり、治ったと思えばまた出るの繰り返しでした。ある時、姉から乳酸菌生産物質を教えてもらいました。

乳酸菌生産物質を飲むようになってからは、ほとんど出なくなりました。ヘルペスが出るときは、免疫力が低下していたのですよと教えていただき、それまでは自分で気づいていなかった事を知りました。

つい最近、乳酸菌生産物質が無くなってしまい、次に来るまで飲めなかった時の事でした。疲れが取れず、寝つきも悪く、身体がだるい。飲んでいる時には気づかな

かった事を体感させていただきました。こんなにも違うんだなぁと改めて思いました。私にとっては貴重な体験と、乳酸菌生産物質のすごさを知った出来事です。

また、娘も毎年花粉症に悩まされ、目・鼻・耳・のどのかゆみがひどく、花粉症の時期が近づいてくると憂鬱になったり、イライラしたり大変でした。

それが、乳酸菌生産物質を飲むようになってからは、その症状が和らぎ、快適に過ごすことができております。


孫たちも大好きで、今では家族みんなファンで、愛用させていただいております。

※これらの記事は個人の感想であり、効果・効能を示すものではありません。

乳酸菌生産物質に関するQ&A

Q 乳酸菌生産物質と乳酸菌はどう違うの？

A 乳酸菌は腸内における善玉菌の一つ。乳酸菌生産物質は「乳酸菌が作り出した物質」。それが様々な健康増進効果を持つのです。そして一番は菌の濃度の違いです。腸内環境は１００兆個の細菌群でバランスを整えながら私達の体を守ってくれています。その為には、善玉菌を優勢にする必要がありますので、乳酸菌生産物質をおすすめ致します。

Q 乳酸菌生産物質はいつ飲めばいいの？

A 乳酸菌生産物質は薬ではなく、食品です。いつ飲まなくてはいけないという決まりはありませんが、できたら食間か就寝前をおすすめします。

冷え性の方は寝る前に白湯に入れて飲むといいでしょう。

毎日の習慣としてお召し上がり頂く事をおすすめしますので、飲み忘れの無いようご自身のタイミングでお召し上がり下さい。

Q　どのくらい飲めばいいの？

A　薬ではないのでいくら飲んでも大丈夫です。腸内環境の善玉菌は加齢と共に、更には食事、ストレス等によって日々減ってしまうので、長く続けてお召し上がり頂く事をおすすめ致します。

Q　副作用はありますか？

A　乳酸菌生産物質は薬では無く食品ですので副作用の心配はありません。
但し、何らかの疾患で医師に診て頂いている方は、一度担当医にご相談のうえお召し上がり下さい。

Q 子どもや高齢者、妊婦が飲んでも大丈夫？

A もちろん大丈夫です。それぞれの健康管理に役立ててください。

Q 病院の処方薬を飲んでいますが、兼用はできますか？

A 乳酸菌生産物質は食品ですから、薬との兼用はまったく問題ありませんが、一度担当医にご相談のうえお召し上がりになる事をおすすめ致します。

Q 他の健康食品と一緒に飲んでも大丈夫？

A もちろん大丈夫です。むしろ他の健康食品の消化・吸収を助ける可能性もあります。

Q 液体、顆粒、カプセルの違いはありますか?

A 乳酸菌生産物質の摂取という意味では違いはありませんが、それぞれに別の栄養素などを添加している場合があります。あとは飲みやすさ、好みで選べばいいでしょう。

Q ブドウ由来と大豆由来があるそうですが、違いはありますか?

A 乳酸菌生産物質という部分では同じですが、ブドウ由来はブドウのポリフェノール、大豆由来は大豆の特有成分(サポニン、イソフラボン)が同時に摂取できます。

エピローグ

今、日本人は２人に１人がガンそして２人に１人がアレルギーと言われます。注目すべきなのは、この数字が正比例している事です。

これは、腸内環境を無視した食生活、腸在菌のバランスを意識しないライフスタイルが招いた結果と捉えるべきではないでしょうか。

古来から、共に生きて来た腸内細菌達と手を携えずに私達は健康寿命を全うする事はできないのです。

更には、身心共に健康を得た先にある夢を手に入れる事も叶うはずは有りません。

本書が、今ある体調不良を整えて、より良い人生を手に入れて頂けるきっかけとなりましたら幸いです。

是非、あなたの腸在菌達からの声に耳を傾けて頂きたいのです。

ＮＰＯ法人 生活習慣病と予防医学を考える会
理事　橘　美はる

監修者のことば

腸内環境の改善の大切さ

21世紀に入り、ＩＴ技術や物流の迅速化が進んで、日常生活は非常に便利になりました。反面、生活習慣病など負の遺産の増加が問題になってきております。

私たちＮＰＯは、「生活習慣病と予防医学を考える会」として、食生活の見直し、生活習慣の改善をテーマに活動してきました。特に、予防医学の立場から、腸内環境の改善の重要性について注目しております。

近年の研究では、腸内環境が消化器系、代謝系、神経系など全身的な機能や疾患と密着な関係にあることが明らかになってきております。腸内環境に大きな影響を及ぼすのが、１０００種、１００兆個生息する腸内微生物細菌叢（腸内フローラ）のバランスにあると言われており、正常なバランスを保つ食生活や生活習慣が大切と思われます。

この本は、著者である橘美はるさん自身の体験をもとに、腸内環境を整えることの

重要性や腸内環境の改善方法更には病気の予防、美容との関係が分かりやすく紹介されていると思います。
多くの方に手軽に読んで頂き、１００年時代を生きるための参考にして頂ければ幸いと思います。

ＮＰＯ「生活習慣病と予防医学を考える会」代表　農学博士
三沢　宏

著書プロフィール

橘 美はる（たちばな みはる）

腸内フローラマイスター

NPO 法人「生活習慣病と予防医学を考える会」理事
20 年前より、腸内環境の重要性に着目し国内外で講演会を重ねる。講演回数は 700 回を優に数え、延べ動員人数は 20000 人を超える。講演活動のかたわら、腸内環境の大切さとその可能性について SNS などで発信を続け、女性を中心に幅広く大きな支持を得ている。近年では活動の場を海外にも広げ「腸から始まる美と健康」を啓蒙している。

著書
『幸せを呼ぶ腸内フローラ』

LINE @ ID「@yja1416z」

監修者プロフィール

三沢 宏（さんさわ ひろし）

農学博士
東京農大非常常勤講師

NPO「生活習慣病と予防医学を考える会」理事長
1967 年山梨大学工学部発酵生産学科卒業。株式会社ヤクルト本社に入社、中央研究所属。2001 年日本クロレラ株式会社において取締役・工場長を兼務。
2006 年日本農芸化学会・技術賞、日本食品保蔵科学会・技術賞を受賞。2007 年株式会社ヤクルト本社を退職。博士号（農芸科学）取得。日本・バイオ株式会社に入社、主席研究員、開発責任者に就任。2010 年東京海洋大学研究員、日本・バイオ㈱より出向。2017 年 NPO「生活習慣病と予防医学を考える会」代表に就任、現在に至る。

乳酸菌生産物質《にゅうさんきんせいさんぶっしつ》があなたの免疫力《めんえきりょく》を守る
夢《ゆめ》を叶《かな》える腸内《ちょうない》フローラ

2020年4月8日　第1刷発行

著　者　　橘 美はる
発行人　　久保田貴幸

発行元　　株式会社 幻冬舎メディアコンサルティング
〒151-0051 東京都渋谷区千駄ヶ谷4-9-7
電話 03-5411-6440（編集）

発売元　　株式会社 幻冬舎
〒151-0051 東京都渋谷区千駄ヶ谷4-9-7
電話 03-5411-6222（営業）

印刷・製本　シナジーコミュニケーションズ株式会社

装　丁　　荒木香樹

検印廃止

ISBN978-4-344-92778-0 C0047
幻冬舎メディアコンサルティングＨＰ
http://www.gentosha-mc.com/